Grigori Grabovoi

KONZENTRATION AUF ZAHLEN FÜR DIE WIEDERHERSTELLUNG DES ORGANISMUS DER HAUSTIERE UND VÖGEL

Das Werk «Konzentration auf Zahlen für die Wiederherstellung des Organismus der Katzen» wurde erstellt von Grabovoi Grigori Petrowitsch im Jahr 2005 in russischer Sprache.
Ergänzt von Grabovoi G.P.

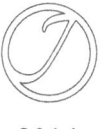

2014

Jelezky Publishing, Hamburg
www.jelezky-publishing.com

1. Auflage
Deutsche Erstausgabe, September 2014
© 2014 der deutschsprachigen Ausgabe
SVET UG, Hamburg (Herausgeber)

Auflage: 2014-1, 01.09.2014

Weitere Informationen zu den Inhalten:
„SVET Zentrum", Hamburg
www.svet-centre.com

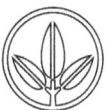

© SVET UG (haftungsbeschränkt), 2014
Die Verwertung der Texte und Bilder, auch auszugsweise, ist ohne Zustimmung des Verlags urheberrechtswidrig und strafbar. Dies gilt auch für Vervielfältigungen, Übersetzungen, Mikroverfilmung und für die Verarbeitung mit elektronischen Systemen.

ISBN: 978-3-945549-01-8   © Г. П. Грабовой, 2005

Haftungsauschluß

Die hier zuvor gegebenen Informationen dienen der Information über Methoden zur Selbsthilfe, die auch für andere Menschen anwendbar sind. Die Methoden haben sich seit vielen Jahren bewährt, doch eine Erfolgsgarantie kann nicht übernommen werden. Die vorgestellten Methoden von Grigori Grabovoi sind mentale Methoden der Ereignissteuerung. Sie basieren auf der individuellen geistigen Entwicklung.

Jeder, der diese Methoden für sich oder andere anwendet oder auch weitergibt, handelt in eigener Verantwortung.

Die Nutzung des hier vorgestellten Inhaltes ersetzt nicht den Arztbesuch und das ärztliche Tun in Form von Diagnose, Therapie und Verschreibungen. Auch die Absetzung verschriebener Medikamente darf aus dem Inhalt dieser Schrift nicht abgeleitet werden.

Wir möchten ausdrücklich darauf hinweisen, daß diese Steuerungen keine „Behandlung" im konventionellen Sinne darstellen und daher die Behandlung durch Ärzte nicht einschränken oder ersetzen sollen.

Im Zweifelsfall folgen Sie also den Anweisungen Ihres behandelnden Arztes, oder eines sonstigen Mediziners, oder Apothekers Ihres Vertrauens!
(Und erzielen dementsprechend die konventionellen Ergebnisse.)
Jelezky Publishing UG

Inhaltsverzeichnis

A. Einleitung...8

B. Säugetiere...21
B.1 Zierkaninchen...21
B.1.1 Anatomie von Kaninchen......................................22
B.1.2 Stütz- und Bewegungsapparat...............................24
B.1.3 Hautmantel und Haare..26
B. 1.4 Systeme und Innere Organe.................................24
- Nerven
- Sinnesorgane
- Inkretdrüsen
- Verdauung
- Atmung
- Harnorgane
- Herz/Kreislauf
- Blut
- Lymphe
B.1.5 Zähne..29
B.1.6 System der Fortpflanzungsorgane........................30
B.2 Meerschweinchen...34
B.3 Chinchillas..36
B.4 Hamster..39
B.5 Siebenschläfer..41
B.6 Zierratten..44
B.7 Ziermäuse...47
B.8 Igel...49
B.9 Zierschweine (Mini-Schweine)..............................52

B.10 Frettchen..55
B.11 Mungo...58

C. Krankheiten der Säuge-Haustiere...............................60
C.1 Krankheiten der Meerschweinchen, Ratten,
Schweine und Hamster...60
C.2 Krankheiten der Frettchen...63
C.3 Krankheiten der Chinchillas......................................66
C.4 Krankheiten der Igel..68
C.5 Krankheiten der Mangusten......................................69

D. Kriechtiere oder Reptilien..70
D.1 Schildkröte..70
D.2 Süßwasser-Schildkröte..71
D.3 Grüner Leguan..72
D.4 Gecko..73
D.5 Bartagame 74
D.6 Blauzüngige Glattechse..75
D.7 Kalifornische Königsnatter.......................................76
D.8 Kornnatter...77

E. Krankheiten der Reptilien..77

F. Zier- und Singvögel..83
F.1 Anatomie der Vögel 83
F.1.1. Stütz- und Bewegungsapparat................................83
F.1.2 Schädel + Gesichtsabschnitt 84
F.1.3. Muskeln (Kopf, Schwanz, Gliedmaßen)................85
F.1.4 Hautmantel und Horn 86

F.1.5 Herzkreislaufsystem und Drüsen (am Beispiel der Taube)............87
F. 1.6 Sinnesorgane..89
F. 1.7 Verdauungssystem...90
F. 1.8 Urogentitalorgane (Weibchen und Männchen).................................92

F.2 Vertreter der Zier- + und Singvögel..94
F. 2.1 Diamantamadine..94
F. 2.2 Bronzeamadine..96
F. 2.3 Amazonen...97
F. 2.4 Ara..97
F. 2.5 Ara (Hyazinth-Ara)..98
F.2.6 Grauer Astrild..99
F.2.7 Tiger-Astrild..99
F.2.8 Rotschwänzchen..100
F.2.9 Drossel..101
F.2.10 Finkenkönig..101
F.2.11 Lerche...102
F.2.12 Haubenlerche..103
F.2.13 Jako (Graupapagei)..104
F.2.14 Grünfink..106
F.2.15 Buchfink..107
F.2.16 Kanarienvogel...108
F.2.17 Kakadu..110
F.2.18 Blaumeise..111
F.2.19 Unzertrennliche...112
F.2.20 Nymphenpapagei (Nymphensittich)...113
F.2.21 Weidenzeisig...113
F.2.22 Wellensittich...114
F.2.23 Singsittich...115

F.2.24 Ackerdrossel..116
F.2.25 Nachtigall...117
F.2.26 Ackermännchen..118
F.2.27 Karmingimpel...119
F.2.28 Zeisig...120
F.2.29 Distelfink...121

G. Krankheiten der Vögel...122
G.1 Infektionskrankheiten...122
G.2 Invasionskrankheiten..123
G.3 Nicht-ansteckende Krankheiten..123
G.4 Atemwegserkrankungen...124
G.5 Erkrankungen der Verdauungsorgane...............................125
G.6 Lebererkrankungen...125
G.7 Hautkrankheiten...126

H. Fische..127
H.1 Anatomische Struktur der Fische.....................................127
H.2 Aquarium-Fische..129

I. Krankheiten der Aquarienfische..129
I.1 Infektionskrankheiten..192
I.2 Nicht-ansteckende Krankheiten...196
I.3 Krankheiten durch schlechte Haltungsbedingungen..........196

J. Hinweise zur Steuerung:..199

A. EINLEITUNG

In diesem Buch werden viele Arten der Tiere betrachtet, die in häuslichen Bedingungen leben können. Versuchen Sie, in mentalen Kontakt mit dem Haustier zu kommen und Sie werden sehen, dass dieses Ihnen Information über Ereignisse geben kann, die das ewige Leben bilden. Tiere richten sich instinktiv auf die Richtung der Ereignisse der ewigen Entwicklung aus, da die Gesetze des ewigen Lebens von allen erschlossen werden können – so ist die Weltordnung.

Zierkaninchen nehmen im Steuerungsfeld des Bewusstseins die erste Welle jeder beliebigen äußeren Information wahr, erst im Bereich der Information, der dem linken Ohr entspricht, dann dem rechten entsprechend. Hier kann man das Prinzip der Steuerung von Ereignissen betrachten, das daraus besteht, dass die steuernde Sphäre des Bewusstseins die Reflexion der physischen Organe in sich enthält. Der Strahl, der den Gedankenfaden mit den Formen des physischen Körpers verbindet, erschafft den Körper gleichzeitig. Hören Sie in sich hinein, hören Sie, wie Ihr Gedanke sich organisiert, und Sie werden hohe Frequenzen am Gedankenursprung entdecken, an der Wurzel des Gedankens und der Frequenz unterhalb der Entwicklung des Gedankens.

Der Anfang des Gedankens wird wahrgenommen als eine stärker konzentrierte Information, und der sich entwickelnde Gedanke – als eine mehr verbreitete Information. Aber bei der Verbreitung des Gedankens auf die Zukunft können in ihm andere Gedanken der fließenden Zeit entstehen. Das bedeutet, dass der Grad der Konzentration der Information sich tatsächlich vergrößert bei der Entwicklung des Gedankens und viele Pole entstehen. Allerdings gewöhnt sich das Bewusstsein an den ersten Gedanken, und die folgenden Gedanken aus der Entwicklung des ersten Gedankens könnten als Hintergrundgedanken wahrgenommen werden. Auf diese Weise kontrolliert das Bewusstsein den Prozess des Denkens.

Der Gedanke ist dem Bewusstsein ähnlich, da er Teil davon ist, und kann auf die Weise die gesamte physische und informative Realität unter seine Kontrolle bringen. Um die Quelle des Gedankenursprungs zu erkennen, muss man die göttliche Natur des Menschen durch den Gedanken an ihn selbst richten. Bei der Erschaffung von sich selbst kann man den Prozess des Entstehens des Gedankens durch die Seele verstehen. Beim spirituellen Fortbewegen zu der Tiefe seiner Seele kann man das Licht sehen, das alles Lebende umfasst und als universelles Wissen über das ewige Leben für alle ausgedrückt ist.

Wenn man mit seinem Bewusstsein durch die Strahlen des Lichtes der Seele durchgeht, kann man sehen, dass die Form des Haustiers bereits sowohl in der Seele als auch in der Welt vorhanden ist. Durch die Erschließung des ewigen Lebens entwickeln Sie Seele und Welt gleichzeitig. Die innere Bewegung der Seele kann Form und Welt verändern. Die Bewegung der Realität entsteht, wenn Sie sich ganz stark, bis in die Tiefen der Seele, etwas wünschen.

Bei der Konzentration auf Zahlen für die Wiederherstellung des Organismus, helfen die Zahlen dabei, die Bewegung der Realität auf die systematische Ebene des gesunden ewigen Lebens zu richten. Übergeben Sie gedanklich dieses Wissen an die Haustiere in dem Bereich der Information, in dem sie Ihre Gedanken wahrnehmen können, und Sie werden den Kommunikationskanal der Verbindung mit den Tieren öffnen. Dieser Bereich befindet sich vor der ersten Welle jeglicher neuer Information, die von Tieren wahrgenommen

© Г. П. Грабовой, 2005

wird, beim Zierkaninchen – in der Nähe des linken Ohrs. Von ihm aus muss man den Prozess der Erschaffung des physischen Körpers beim Kaninchen und seines ersten Gedankens wahrnehmen. Der allererste Gedanke unterscheidet sich von den folgenden dadurch, dass er ganz fest mit dem Körper verbunden ist und entsteht direkt im nächsten Moment nach der Entstehung des Körpers, z.B. im nächsten Moment nach der Empfängnis. Das ist der Gedanke der ersten Selbstwahrnehmung und ein stärker steuernder Gedanke im Bezug auf den physischen Körper. Nachdem man diesen wahrgenommen hat, kann man lernen, den Körper des Menschen und anderer Lebewesen, die das ewige Leben für sich und andere realisieren, schneller zu formen.

Meerschweinchen nehmen den sich nähernden Menschen als Licht wahr, das auf sie zugeht, dabei entsteht eine helle Lichtstrahlung des Lichts der Seele aus ihren Augen. Wenn der Mensch sich nicht bewegt, nehmen sie die Gestalt des Menschen so wahr, wie der Mensch selbst seinen Körper auch wahrnimmt, aber in einer grünlich-grauen Farbe. Die Annäherung an die Tiere und Vögel macht sie wachsam, sie versuchen schnell die mögliche Handlung des sich Nähernden zu verstehen und dann ihr eigenes Verhalten zu bestimmen. In diesem Moment muss man gedanklich die Zahlenreihe der Konzentration zwischen den Lichtstrahl einfügen, der aus den Tieraugen kommt und dem Licht, das von Ihnen in Richtung des Tieres geht.

 Chinchillas fühlen das Licht, das aus den Menschenaugen kommt, an der Wirbelsäule entlang, deshalb kann man die Zahlenreihe entlang des Rückens des Chinchillas platzieren.

Hamster nehmen das Denken des Menschen als Strahl wahr, der sich mit hoher Geschwindigkeit in Richtung ihres Kopfes ausbreitet. Zur Übertragung der wiederherstellenden Information durch die Reihe muss man die Ausbreitungsgeschwindigkeit seines Gedankens in Richtung der Hamstersuche verlangsamen. In dem Moment der Verlangsamung muss man sich vorstellen, dass ein anderer Gedanke Zahlen enthält, von denen Sie im Buch gelesen haben, und diesen Gedanken als eine Sphäre neben dem Hamster platzieren.

Wenn Sie sich mit der Wiederherstellung des Tierorganismus beschäftigen, versuchen Sie, sich zu merken, welche Ihrer Handlungen den größten Effekt verursachen und wie sich dabei das Verhalten der Tiere verändert.

So können Sie die Methodik der Wiederherstellung mit Techniken vervollständigen, die das Ergebnis der eigenen Praktik sind. Je mehr unterschiedliche Methoden Sie erlernen, umso schneller erschließen sich Ihnen die Technologien des ewigen Lebens. Da die Fähigkeit auf dem Gebiet des ewigen Lebens zu steuern nach dem Gesetz des Einheitlichen Wissens direkt in das Können das ewige Leben zu gewährleisten übergeht.

Siebenschläfer nehmen den menschlichen Gedanken bei körperlicher Bewegung auf die beste Art zwischen ihren Pfoten und der Oberfläche, auf die sie auftreten, wahr. Stellen Sie sich vor, dass die Siebenschläfer auf den Zahlenreihen entlang geht und Sie können beobachten, dass die Ebene der Angemessenheit seiner Handlungen sich vergrößert. Es könnte sogar anfangen, auf die geringsten Bewegungen Ihrer Gedanken zu reagieren. Manche der Zahlenreihen vergrößern bei der Siebenschläfer die Entwicklungsmöglichkeiten. Zierratten können aktiv die gesamte Information wahrnehmen, die sich neben ihrem physischen Körper befindet und den menschlichen Gedanken differenzieren. Eine Methode der Übertragung der wiederherstellenden Information an die Zierraten ist die Erhöhung der Leuchtintensität der Information Ihrer Gedanken, die die Zahlenreihe neben ihnen enthalten. Ziermäuse nehmen Informationen mit einem großen Verständnis wahr, aber meistens führen sie diese nicht fort bis zum der jeweiligen Situation entsprechenden Wissen und praktischer Anwendung. Es ist ratsam, die Zahl, die die Ziermaus wiederherstellt, in die Gedanken der Maus zu platzieren, welche die Maus zu den Handlungen führen, die aus Sicht der Erreichung des ewigen Lebens richtig sind. Dazu führen die Handlungen, die für die Erreichung des ewigen Lebens richtig sind.

Igel nehmen da eine höhere Aktivität der Information wahr, wo ihre Nadeln aufhören. Man kann sich vorstellen, dass es zu jeder Zahl der Zahlenreihe eine Zahl gibt, die sich in der Sphäre befindet, dann kann die Gedankenform wie eine Girlande aus solchen Sphären aussehen. Wenn man durch Willenskraft diesen Gedanken so platziert, dass die Sphäre sich im Bereich des Nadelendes des Igels befindet, - und so muss man alle Sphären mit den Zahlen platzieren – gibt man dem Igel Wissen über das ewige Leben.

Zierschweine versuchen, genauso zu denken, ähnlich den geometrischen Formen des Lichts, wie der Mensch auch denkt. Das spiegelt sich in ihrer inneren Mimik wider und wird an die Kopfmuskeln übertragen und an manche inneren Organe. Platzieren Sie gedanklich die wiederherstellende Reihe in den Bereich dieser Muskeln und Organe, wodurch Sie Wissen über das ewige Leben übertragen, welches in sich das notwendige Element der wiederherstellenden Funktion enthält. Wenn man sich die Situation als einen Animationsfilm vorstellt, kann man sehen, dass in der Informationsrealität die Zierschweinchen immer versuchen, in das Gesicht des Menschen zu blicken, ihn zu verstehen und womöglich seinen Anweisungen zu folgen.

Wenn man diese Informationskonstruktion anwendet, kann man sich vorstellen, dass man ein Plakat mit den Zahlenreihen vor das Gesicht des Zierschweinchens hält. Das Licht wird von den Zahlen übertragen und in universelles Wissen des ewigen Lebens übertragen.

Frettchen versuchen den steuernden Gedanken des Menschen ca. 10 cm vor dem Auge des Menschen einzufangen. Für die Übertragung des Wissens über das ewige Leben an die Frettchen durch die Zahlenreihen muss man sich die Zahlenreihen in dem angegebenen Abstand zu den Augen vorstellen.

Mangusten nehmen hauptsächlich die Information aus dem Bereich wahr, der sich am Ende ihres Schwanzes befindet. In diesen Bereich muss man gedanklich die Zahlenreihe lenken und sich dabei vorstellen, dass sie sich aus dem Buch in die leuchtende Sphäre gerollt hat und sich in das Gebiet der Schwanzes des Mangusten begeben hat. Dann absorbiert der Körper des Mangusten das Licht dieser Sphäre. Durch die Kombination der Zahlen in den Zahlenreihen wird das Wissen über das ewige Leben übertragen. Bei einer solchen Übertragung der Information über die Sphäre muss man versuchen zu erkennen, welche Zahlen im Buch am meisten leuchten. Nach Prüfung der Zahlenreihen, die dem Mangusten im Buch entsprechen, zusammen mit der Darstellung des Mangusten, versuchen Sie durch Anwendung des geistigen Sehens und hellseherischen Fähigkeiten zu sehen, wie das Licht der Zahlenreihen bestimmte Körperbereiche des Mangusten erreicht. Nehmen Sie auf diese Art die Dynamik der Information wahr, die das Wissen über das ewige Leben überträgt, dabei die Darstellung des Mangusten betrachtend und die der Darstellung entsprechenden Zahlenreihen. Die Erschließung einer solchen Methode der Wahrnehmung der

Dynamik der Information ermöglicht es auf Basis der Darstellung und überhaupt anhand jeder akustischen, visuellen und anderen Information zu sehen, wo die Information sich verbreitet, welche das ewige Leben gewährleistet, und die ursprüngliche Information für deren Vereinigung zu lenken.

Die Information so lenken kann man gedanklich oder über Entscheidungshandlungen auf der physischen Ebene. Mit dieser Methode kann man lernen zu sehen, was hinter den Worten steckt, zu welchen Ergebnissen die Worte führen. Für die Bildung des ewigen Lebens durch Wörter muss die Situation, die aus den Worten entsteht, gerichtet sein auf die Ewigkeit, durch Vorstellung davon, dass manche Buchstaben in den Wörtern mehr leuchten als andere. Der Austausch des Lichts der Buchstaben mit unterschiedlicher Leuchtintensität ermöglicht es, die innere Dynamik der Wortstatik zu erfahren. Das Wort hat eine bestimmte Bedeutung, und die Dynamik des Lichts innerhalb eines Wortes kann den Sinn des Wortes immer entwickeln in die ewige Richtung durch Zufügen des Gedankenlichts. Mann kann alle Phänomene genau oder ungefähr durch Wörter beschreiben, das bedeutet – man kann jedes Phänomen in Richtung der Handlungen richten, die das ewige Leben gewährleisten. Das ewige Leben kann, außer, dass es unvermeidlich ist unter dem Gesetz der ewigen Entwicklung der Welt, immer gewährleistet werden durch Selbstentwicklung einschließlich der Aufgabe das ewige Leben für alle zu gewährleisten. Bei der Umsetzung dieses Gesetzes sieht man, dass die Gewährleistung des ewigen Lebens durch gezieltere Maßnahmen dabei für sich selbst und andere geschieht.

Bei Kriechtieren und Reptilien ist die Information der inneren Verbindungen untereinander sehr stark ausgeprägt. Die Schildkröte nimmt das Signal der Information vom Menschen wahr, gleichzeitig mit dem Signal von anderen Schildkröten. Für die Weitergabe der Information über Zahlen an die Schildkröte muss man sich vorstellen, dass die Zahlenreihe nur in Richtung der Schildkröte weitergegeben wird, aber gleichzeitig auch an andere Schildkröten. Diese Methode ermöglicht es, das innere Niveau zu entwickeln, im Bezug auf – wenn die Rede von einem Ereignis ist, man intuitiv fühlen kann, welche Einflüsse aus welchen Richtungen sonst noch bei dem Ereignis vorhanden sind. Die Entwicklung solcher Fähigkeiten ist wichtig bei der Durchführung von Untersuchungen, bei Forschungsarbeiten und vielen anderen Tätigkeitsfeldern. Den intuitiven Informationsbereich kann man entschlüsseln nach den kausalen Untersuchungsbereichen durch praktische Handlungen auf der physischen Ebene oder durch hellseherische Fähigkeiten.

Eine Süßwasserschildkröte nimmt die Information des Menschengedankens nicht nur aus unterschiedlichen Quellen wahr, sondern auch als ein reflektiertes Signal des Wassers. Man muss die Zahlenreihen gedanklich neben der Süßwasserschildkröte platzieren du sich vorstellen, dass sie sich im Wasser befinden. Diese Spezifität der Informationswahrnehmung unter Gebrauch von Wasser ist durch die Lebensumstände der Schildkröte gebildet. Wenn man darüber nachdenkt, dass es nur eine bestimmte Anzahl an Vielfältigkeit des Lebenden gibt und warum es keine beliebige Vielfalt gibt, dann kann man das Gesetz des Weltalls betrachten, das spezifische Formen der lebenden Organismen darstellt. Wenn man andere Formen haben will, muss man den Einfluss des Denkens ausbreiten auf den Bereich des Kollektiven Bewusstseins. Die Süßwasserschildkröte erweitert ihre steuernde Form der Information durch gedankliche Einbeziehung des Wasserbereichs neben dem Körper anstelle des physischen Körpers. Diese Methode ermöglicht dem Menschen, das steuernde Hellsehen zu kontrollieren durch die Einführung von Information in sein Gedankenbild über das, was sich außerhalb der physischen Möglichkeiten des Sehens des Menschen befindet.

Der grüne Leguan nimmt die Information mehr durch seine inneren Körperrezeptoren auf. Die Zahlenreihe muss man platzieren, indem man sich vorstellt, dass es sie in jeder Zelle des grünen Leguans gibt. Diese Praxis des Gedankentrainings ermöglicht ihre Anwendung bei der Normierung der Zellen des gesamten menschlichen Körpers, für die Speicherung dieses Zustands, um schneller zu lernen durch den geistigen Zustand das ewige Leben für den physischen Körper zu gewährleisten. Bei einer starken Konzentration des Gedankens kann sich eine physische Materie bilden, wodurch das durch die angegebene Methode trainierte Gedankenbewusstsein die Zellen des Organismus erschaffen kann. Dabei muss man üben, die Zellen seines Organismus erschaffen zu können durch jede beliebige andere Zelle und sogar durch die Darstellung, an die Sie sich erinnern. Wenn man eine Reihe von Darstellungen erschaffen hat, durch welche man lernt, die physische Materie seines Körpers oder der anderen zu erschaffen, kann man das Bewusstsein entwickeln, bis zu einer Ebene, wo der physische Körper bereits unzerstörbar ist, da Ihr Bewusstsein in der Lage sein wird, durch die Darstellungen, die im Bewusstsein selbst verankert sind, den Organismus als unzerstörbar zu erhalten. Hier kann die Methode der Erschaffung des Organismus Anwendung finden in jedem Moment der Zukunft, was bereits die Unzerstörbarkeit des Organismus gewährleistet für eine unendliche Zeit, durch die zeitgemäße Steuerung der zukünftigen Ereignisse.

In der Augenlinse und im Zellgewebe, das sich im Scheitelbereich des dritten Auges des grünen Leguans befindet, formen sich Darstellungen, die es ihm erlauben, seinen Körper wiederherzustellen. Man muss die Zahlenreihen innerhalb dieses dritten Auges platzieren, damit die Bilder des Bewusstseins, die den Organismus wiederherstellen, in den Bereich außerhalb des Körpers übertragen werden. Man kann sie in der allgemeinen Information des kollektiven Bewusstseins befestigen oder durch Willenskraft an konkreten Stellen des physischen Raums. Bei Auftreten von Problemen im Körper des grünen Leguans, ist sein Organismus in der Lage, die Normierung von den Informationen dieser Stellen zu erhalten, damit es nicht zu ernsthaften Störungen seiner Funktion kommt.

Die Kunstwerke darstellender Kunst, die geschaffen wurden mit dem Ziel der Gewährleistung des ewigen Lebens für alle, enthalten Darstellungen, die es ermöglichen für eine unbestimmte Zeit den physischen Körper wiederherzustellen und das geistige Niveau deren zu entwickeln, die es empfangen. Bei der Wahrnehmung der Bilder vieler Künstler manifestieren sich wiederherstellende Effekte auf die ein oder andere Art. Die Handlung der Bilder zeigt sich als eine eigene Quelle der Darstellungen, die es ermöglichen, sich wiederherzustellen und zu entwickeln. Wenn man die Werke der darstellenden Kunst betrachtet, kann man die Idee des Künstlers wahrnehmen und den Zugang zu allen Technologien der Umsetzung der Ideen des Künstlers erhalten. Die Gewährleistung des ewigen Lebens durch Kunst realisiert das ewige Leben für alle schneller. Die Information der Kunstwerke ist sozialisiert für die Wahrnehmung aller.

Die gedankliche Vorstellung davon, dass der Gecko nur die für ihn klaren Darstellungen wahrnimmt aus der umgebenden Realität, erlaubt es, die inneren Verbindungen der Lebenssysteme zu finden.

Für den Gecko befindet sich die Konzentration auf Zahlen für seine Wiederherstellung auf den Lebenslinien, die durch Visualisierung zu ihm verlaufen. Die Wahrnehmung der tieferen Bedeutungen des Lebens füllt das Bewusstsein mit Lebenskraft. Macht es erkennbar für andere Träger des Bewusstseins des ewigen Lebens. Dadurch ermöglicht es intensiver das Wissen über die Aneignung der Fertigkeiten des ewigen Lebens weiterzugeben. Der Erwerb dieser Erarbeitung ist sinnvoll, weil der Mensch ewig lebend vieles sehr automatisch machen wird, ohne größere Ressourcen des Bewusstseins für seine Handlungen zu gebrauchen.

Die Bartagame ist in der Lage die Bewegungen der Menschen zu verstehen, die ohne große Kraftanstrengung unternommen werden. Schicken Sie ihr die Zahlenreihen so, dass sie, eingeklemmt in der Sphäre, sie gar nicht erreichen im Raum Ihrer Gedanken. Und an gleicher Stelle werden Sie direkt spüren, dass die Bartagame gierig das Wissen über das ewige Leben aufgesogen hat. Der Raum Ihres Bewusstseins, indem diese Handlung stattfindet, wird leichter und dabei erhöht sich die Gedankengeschwindigkeit. Im ewigen Leben kann es Situationen geben, wenn die Gedankengeschwindigkeit sehr schnell sein muss für die gleichzeitige Fehlereinschätzung von mehreren Ereignisoptionen. Der Ausweg aus dieser Situation ist eine dringende Übertragung der Information des ewigen Lebens gleichzeitig an Viele.

Der gemeine Blauzungenskink kann sein Schwanzende abwerfen und dann versuchen, es wieder nachwachsen zu lassen, sich auf den Zeitfluss konzentrierend. Um keine physische Materie zu verlieren, kann man sich durch Zeitlinien- verflechtungen durchbewegen ohne diese zu berühren. Man muss dem gemeinen Blauzungenskink die Zahlenreihen gedanklich auf eine Weise übertragen, dass sie seine Alterung stoppen und den Verlust der Materie. Dafür muss man in seinem Körper die Bereiche der aktiveren Zeitkanäle erkennen und gedanklich die Zahlen außerhalb der Kanäle platzieren. Die Lebenszeit induziert sich sofort in allen Organismen. Wenn einer ewig leben kann, gibt er diese Erfahrung direkt durch die Zeit an alle weiter.

Der kalifornische Königsnatter befindet sich in einem Zustand ähnlich einem tiefen Verständnis der Welt. Wenn sie kriecht, resorbiert sich in ihrer Wahrnehmung der Raum durch die Mundhöhle, und wenn sie sich nicht bewegt, fühlt sie den Druck des Raums. Die Bewegung des Geistes vertreibt unerwünschte Ereignisse. Stellen Sie sich Zahlenreihen vor gleichzeitig im Inneren und im Äußeren der kalifornische Königsnatter – so übertragen Sie ihr das Wissen über ewiges Leben, das sie wiederherstellt. Wissen über das ewige Leben – ist ein ideales Werkzeug der Gesundung, da es unendlich lange wirkt. Bei gedanklicher Betrachtung der inneren Hautoberfläche der Schlange kann man, wie in einem alten Film, das Leben der Menschheit oder der Tierwelt sehen. Die Empfindlichkeit der Haut im Bezug auf Ereignisse ergänzt die Fähigkeit diese zu regulieren. Kornnattern haben die Fähigkeit, sich selbst Intelligenz aufzubauen, bis hin zur Vergrößerung der entsprechenden Zellen des Organismus. Man muss die Zahlen für die Wiederherstellung gedanklich in der unmittelbaren Nähe der Kornnatter platzieren, damit der Prozess seines Intelligenzaufbaus es erlaubt, sich das Leben schneller anzueignen im ewigen physischen Körper.

Zier- und Singvögel nehmen das Glück des ewigen Lebens vor der Kielfläche wahr. Die Möglichkeit ewig zu leben ergreift sie, da man dann alles Gewünschte realisieren kann und unendlich viele neue Wünsche erschaffen kann, die man ebenfalls realisieren

© Г. П. Грабовой, 2005

kann. Durch das Verstehen dessen werden die Vögel glücklich bis zu einem Grad, an dem sie hochfliegen. Sie haben sich noch einen Grad der Freiheit ausgesucht - die Höhe. Die Gestalt bestimmt das Bewusstsein, aber das Bewusstsein bestimmt auch die Gestalt. Das Bewusstsein des Vogels wurde erschaffen für die Erschaffung seines physischen Körpers. Und dieses Bewusstsein hat den Vogel geformt. Für die Weitergabe des Wissens über die ewige Wiederherstellung der Gesundheit an den Vogel muss man die Zahlenreihen im primären Bewusstsein platzieren, dessen Existenzzeit sich vor der Entstehung des Körpers eines konkreten Vogels befindet. Der Schöpfer, der dem Vogel das Bewusstsein gegeben hat, hat ihm gleich den Mechanismus der ewigen Entwicklung durch das Bewusstsein gegeben.

Fische nehmen Gegenwart und Zukunft wahr. Die Zeit der laufenden und der zukünftigen Ereignisse füllen den Fischkörper gleichmäßig auf. Man muss den Anfang der wiederherstellenden Zahlenreihe im Bereich der laufenden Zeit platzieren, und die Zahlen der Zahlenreihenmitte übertragen sich gleichzeitig gedanklich in die Zukunft.

Jede der Technologien der Entwicklung der Fähigkeiten des ewigen Lebens ermöglicht es, ewig zu leben. Lernen Sie, die Methoden des ewigen Lebens zu praktizieren, im Kontakt mit Haustieren, Vögeln, und überhaupt mit unterschiedlichen Systemen des Lebens, und Sie werden feststellen, dass das ewige Leben für alle erreichbar ist.

B. SÄUGETIERE – **598641898789**

Die Anatomische Struktur von Säugetieren wird hier am Beispiel des Kaninchens aufgezeigt.

Zierkaninchen – **759641789064**
Ordnung: Doppelzähner – **378648919042**
Familie: Hasenartige – **598641789071**

Besonderheiten der Anatomie von Kaninchen

Abb. 1 Stati des Kaninchens

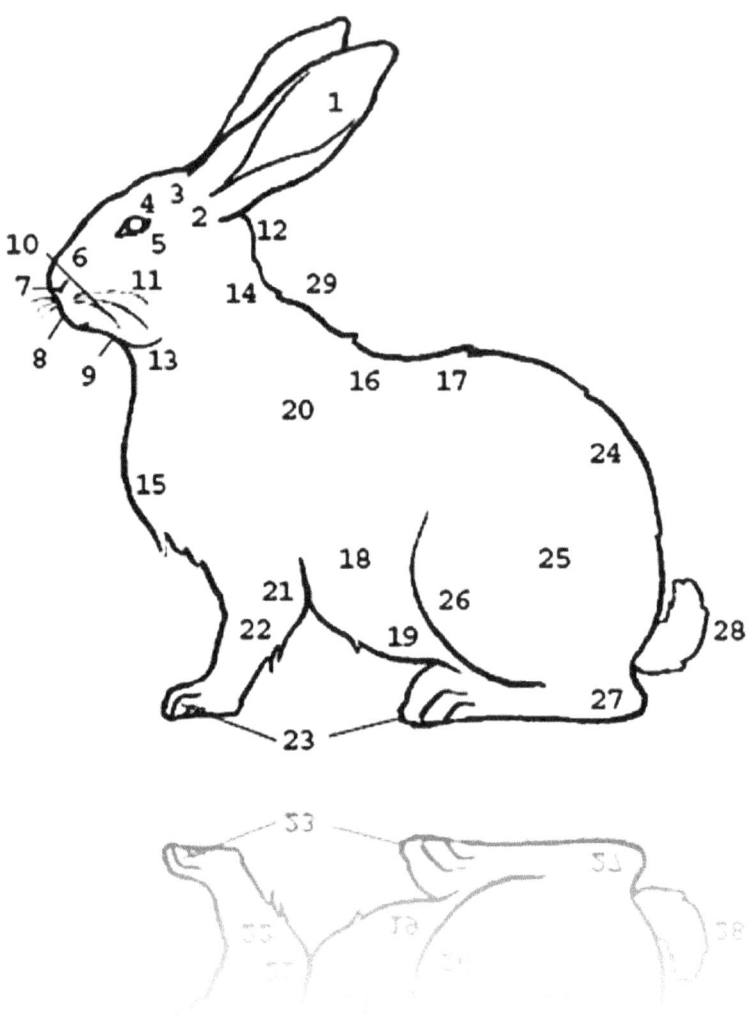

1 – Ohrmuschel – **518714218612**
2 – Ohrwurzel – **318481317548**

3 – Wirbel – **849641219714**
4 – Stirn – **516421218641**
5 – Auge – **684731284517**
6 – Nase – **398451298647**
7 – Naseneingang – **531498741891**
8 – Oberlippe – **514312614818**
9 – Unterlippe – **538641219714**
10 – Schnurrhaare (Tasthaare) – **531541897581**
11 – Backe – **318491218649**
12 – Hinterhaupt – **319451269784**
13 – Kehle – **317549819641**
14 – Hals– **518314598741**
15 – Wampe, Quabbe – **314548316714**
16 – Rücken – **589318594891**
17 – Lende (Kreuz) – **589614218701**
18 – Brustkorb – **318581219649**
19 – Bauch – **318571298649**
20 – Seite – **385648397841**
21 – Elle – **831591298647**
22 – Vorderglieder – **314531298648**
23 – Pfote mit Zehen und Klauen – **534581634748**
24 – Kruppe – **538641298751**
25 – Oberschenkel – **364851298717**
26 – Knie – **361891291647**
27 – Sprunggelenk – **531681297318**
28 – Schwanz – **549291298794**
29 – Nacken – **315894615791**

Stütz-und Bewegungsapparat – 316841294561

Abb. 2 Skelett eines Kaninchens - 521648317548

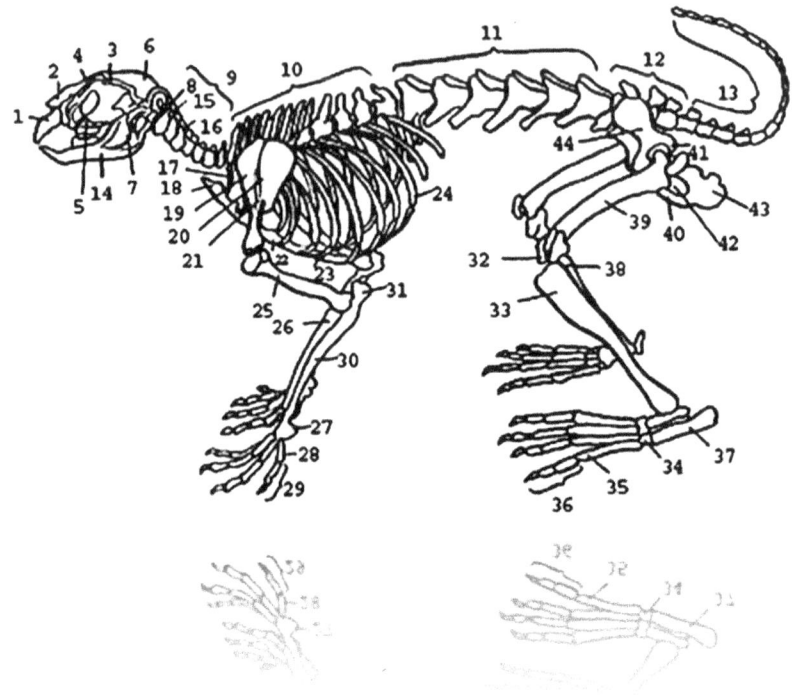

1 – Prämaxillaria – **894541294671**
2 – Nasenbein – **589681298741**
3 – Tränenbein – **542648398741**
4 – Supraorbitalschößling – **531891298641**
5 – Supraorbitalschößling – **381649281541**
6 – Scheitelbein – **317841294851**
7 – Gelenkfortsatz des Unterkiefers – **534681248318**
8 – oberes Hinterhauptbein – **834391644817**
9 – Halswirbel – **317581218491**
10 – Brustwirbel – **317845648931**

11 – Lendenwirbel – **531895694371**

12 – Kreuzwirbel – **315821215641**

13 – Schwanzwirbel – **361491218581**

14 – Unterkiefer – **531290648547**

15 – Atlas – **823104297584**

16 – Axis – **518361298741**

17 – erste Rippe – **894591694781**

18 – Brustbeinhandgriff – **314593694781**

19 – Schulterblatt – **314851694758**

20 – Schulterblattspina – **364801298064**

21 – Schulterdach – **538641016498**

22 – Brustbein – **341851368781**

23 – Schwertfortsatz – **016851064198**

24 – Rippe – **548561798931**

25 – Oberarm – **834681294561**

26 – Speichenbein – **389741298781**

27 – Vorderfußwurzel – **341648241891**

28 – Mittelfußknochen – **893681394718**

29 – Phalange – **458641298714**

30 – Ellbein – **145361296841**

31 – Hakenfortsatz – **589648398741**

32 – Kniescheibe – **364061298549**

33 – Schienbein – **217581218649**

34 – Hintermittelfuß – **385681298741**

35 – Fußwurzelknochen – **845649316871**

36 – Hauptphalange – **389681298647**

37 – Fersenbein – **831584291647**

38 – Wadenbein – **389601289491**

39 – Oberschenkel – **168301269841**

© Г. П. Грабовой, 2005

40 – Schambein – **821694298791**
41 – Hüftgelenkspfanne – **368541298749**
42 – verstopftes Loch – **368561061294**
43 – Sitzbein – **894561294718**
44 – Darmbein – **835648298791**

Hautmantel – 217314218647

Abb. 3 Struktur des Hautmantels und des Haares des Kaninchens

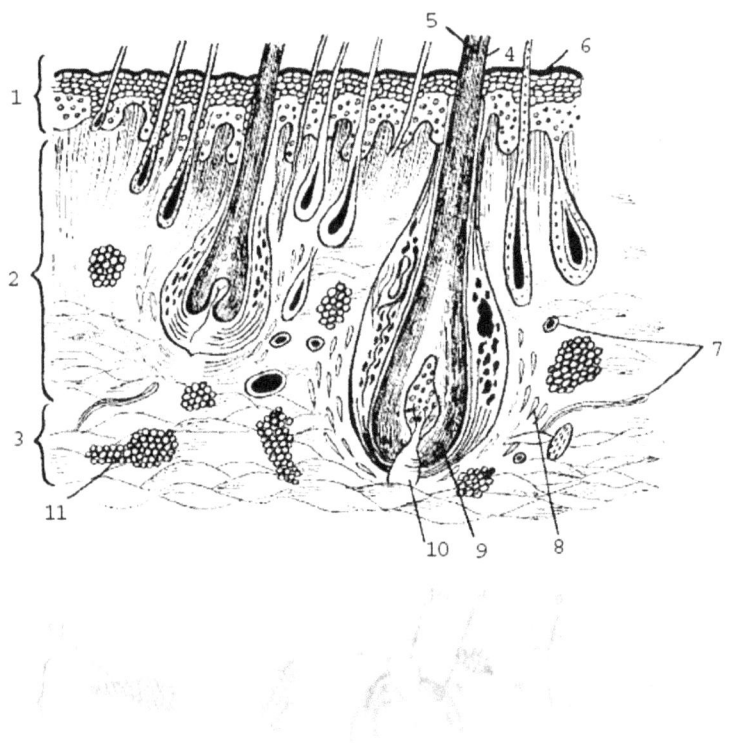

1 – Oberhaut – **318542648317**
2 – Lederhaut – **318514019641**
3 – Unterhautzellstoff – **316541217581**

4 – Rindenschicht des Haares – **538648798641**
5 – Herzstück – **364891548791**
6 – Haarschaft – **534893384891**
7 – Muskel der Haarglättung – **589647248491**
8 und 9 – äußere und innere Haarscheide – **539641098781**
10 – Haarpapille – **364851728491**
11 – Zwiebel – **316894519841**

Nervensystem – 539641219648
Sinnesorgane – 378749278941
Inkretdrüsen – 384581219749
Verdauungssystem – 548210149581
Atmungssystem – 684391219718
System der Harnorgane – 849547219641
Herzkreislaufsystem – 019584219648
Blutkreislauf – 589781219641
Lymphsystem – 016498519897

Abb. 4. Innere Organe des Kaninchenweibchens – 518641298748

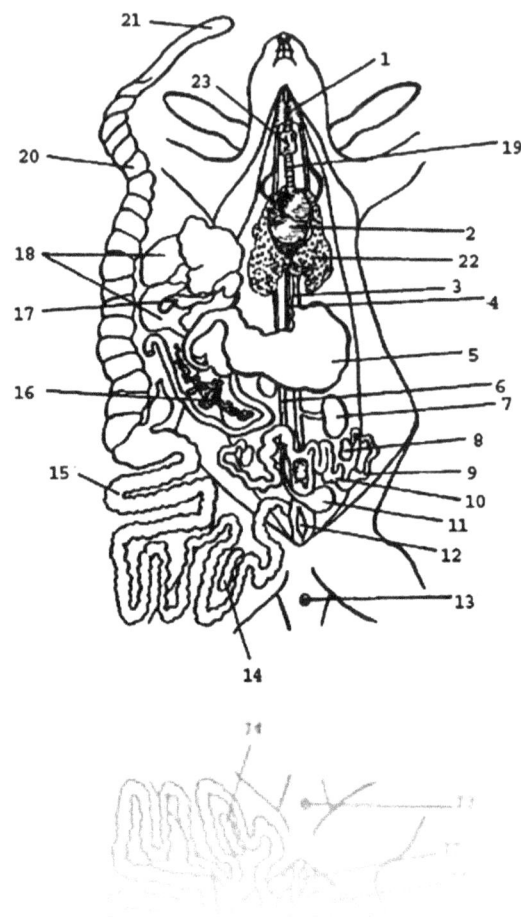

1 – Speicheldrüse – **531581219648**
2 – Herz – **314831859647**
3 – Speiseröhre – **829315835647**
4 – Hauptschlagader – **364851694831**
5 – Magen – **839781298641**
6 – Harnleiter – **364831316794**

7 – Niere – **189831298648**
8 – Ovarial – **168317219848**
9 – Eileiter – **168531298649**
10 – Uterushorn – **101682198648**
11 – Harnblase – **319481219642**
12 – Vagina – **385851619497**
13 – Anus – **851924219647**
14 – Milz – **539891298647**
15 – Dickdarm – **317549897581**
16 – Bauchspeicheldrüse – **385649895741**
17 – Gallenblase – **217549218741**
18 – Leber – **315681217319**
19– Blinddarm – **895649794218**
20 – Wurmfortsatz (Appendix) – **385681217319**
21 – Schilddrüse – **315841219849**
22 – Luftröhre – **531891298647**
23 – Lunge – **581041216898**

Zähne des Kaninchens – 318531298647

Schneidezähne – **198264298541**
Eckzähne – **628364298581**
Backenzähne – **194893589647**
Mahlzähne – **374895396381**

System der Fortpflanzungsorgane – 528581298641
Geschlechtsorgane des Männchens – 528721218849
Abb. 5. urogenitale Organe des Männchens – 318542169841

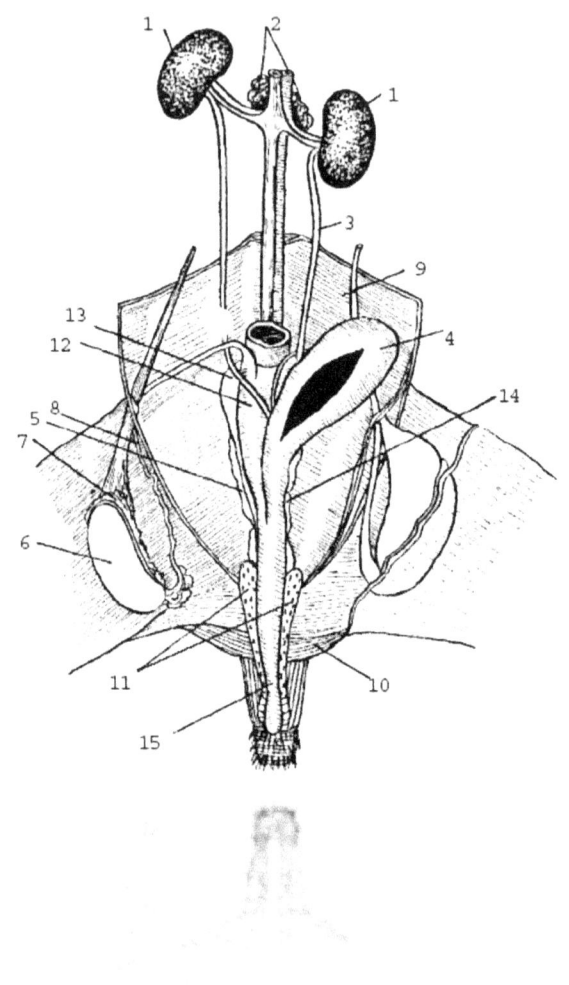

1 – linke und rechte Niere –**821219648317**
2 – Nebennieren – **364891298741**

3 – Harnleiter – **895681298731**
4 – Harnblase – **829681298541**
5 – Urogenitalkanal – **296318596491**
6 – Orchis – **371894581916**
7 – Orchisanhang – **895671298391**
8 – Samenleiter – **381649291841**
9 – seröse Orchisfalte –**821856198749**
10 – äußere Geschlechtsorgane – **368142897541**
11 – Schwellkörper – **361851261397**
12 – Ampullenteil des Samenleiters – **385391295681**
13 – Vorsteherdrüse – **895681295748**
14 – Cowper-Drüse – **319842219648**
15 – Präputialdrüse – **374891294851**

Geschlechtsorgane des Weibchens – 385641219749

Abb.6. Geschlechtsorgane des erwachsenen Kaninchenweibchens

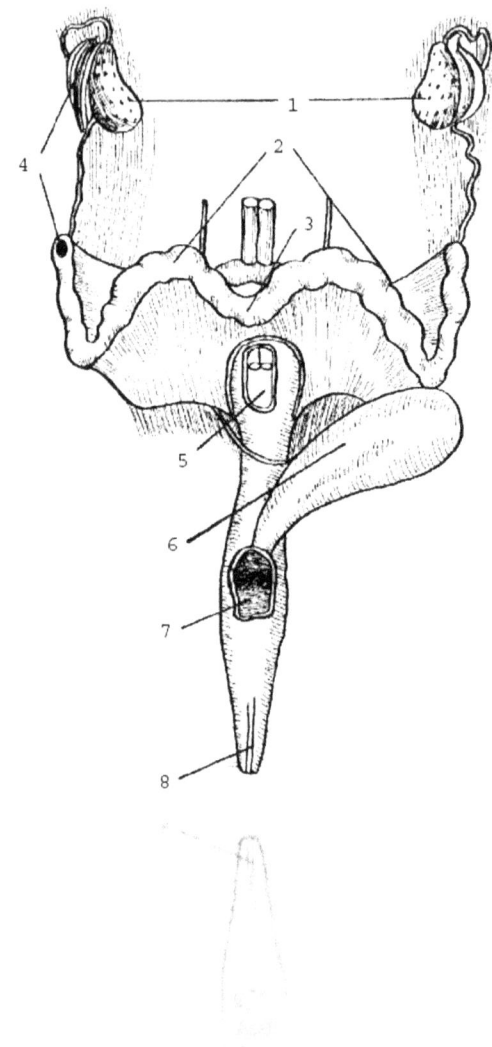

1 – Ovariale – **531894219891**
2 – Uterushorn – **395681298749**
3 – Stelle, wo zwei Uterushörner verbunden sind – **518216219849**
4 – Trichter und Öffnung des Eileiters – **384541284546**
5 – Vaginahohlraum – **121823849648**
6 – Harnblase – **398741298549**
7 – Klitoris – **385149689748**
8 – Schamspalte – **312149216831**

Meerschweinchen – 519691819798

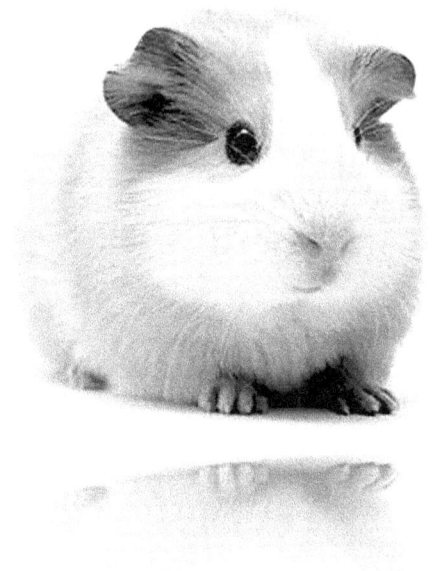

Ordnung: Nagetiere – **316891219748**
Familie: Meerschweinchenartige – **519319671298**
Kopf – **519649598791**
Stirn – **894391519648**
Wirbel – **364851298749**
Hinterhaupt – **759891698749**
Ohr – **319648519781**
Auge – **349891598741**
Nase – **649751298641**
Mundhöhle – **368541298781**

Zähne – **391548519649**
Kehle – **536891798741**
Hals – **641298598781**
Rumpf – **315749568741**
Rücken – **519751298641**
Lende – **369851319791**
Bauch – **378741298641**
Seite – **315891519691**
Vorderglieder – **315681219781**
Hintergliedmaßen – **369851298741**
Schwanz – **316498519781**
zentrales Nervensystem – **536891498741**
peripheres Nervensystem – **361219891549**
Sinnesorgane – **364891598741**
akustischer Analysator – **361219891518**
optischer Analysator – **368741298781**
Gleichgewichtsorgan – **315498798641**
Geschmacksanalysator – **364891598641**
Knochensystem – **349851298741**
Gelenke – **519861219781**
Muskelsystem – **319571298741**
Herzkreislaufsystem – **381219698741**
Atmungssystem – **549291298741**
Verdauungssystem – **685749298781**
Harntrakt – **315871219641**
Geschlechtssystem – **516297589748**
endokrines System – **361294589748**
blutbildendes System – **358741298749**
Lymphsystem – **361294298741**

© Г. П. Грабовой, 2005

Haut und Hautanhangsgebilde – **368781298749**
Haut – **819291798741**
Talgdrüsen – **519851219741**
Schweißdrüsen – **316841217498**
Krallen – **585749587498**
Haarkleid – **536149298741**

Chinchillas – 381219789749

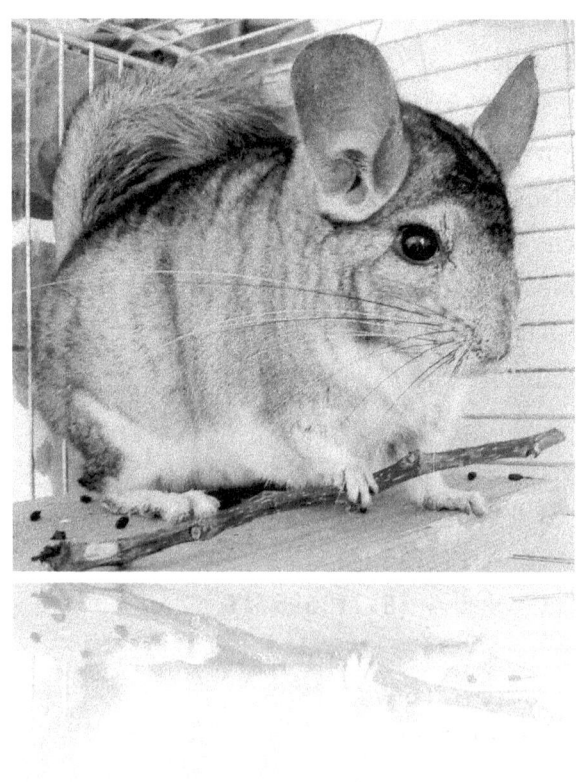

Ordnung: Nagetiere – **316891219748**

Familie: Chinchillaartige – **574549898741**

Kopf – **351298798741**

Stirn – **587314298748**

Wirbel – **631298749571**

Hinterhaupt – **649571298749**

Ohr – **315781218641**

Auge – **564891298741**

Nase – **898745598648**

Mundhöhle – **546891298749**

Zähne – **168718519641**

Kehle – **361218798781**

Hals – **641291298749**

Rumpf – **531291298749**

Rücken – **198781298648**

Lende – **315851649871**

Bauch – **315781298741**

Seite – **369851298741**

Vorderglieder – **316498519748**

Hintergliedmaßen – **549681298749**

Schwanz – **546871297581**

zentrales Nervensystem – **537581298649**

peripheres Nervensystem – **501291649781**

Sinnesorgane – **361294398749**

akustischer Analysator – **639781298749**

optischer Analysator – **651294378548**

Gleichgewichtsorgan – **537549297548**

Geschmacksanalysator – **318649298741**

Knochensystem – **368741298749**

© Г. П. Грабовой, 2005

Gelenke – **351298748781**

Muskelsystem – **315891219749**

Herzkreislaufsystem – **531298741648**

Atmungssystem – **531891298641**

Verdauungssystem – **315781219648**

Harntrakt – **358741298748**

Geschlechtssystem – **364291298741**

endokrines System – **371294298781**

blutbildendes System – **531294298648**

Lymphsystem – **684741294891**

Haut und Hautanhangsgebilde – **497541297898**

Haut – **317548748781**

Talgdrüsen – **381749578478**

Schweißdrüsen – **381741298746**

Krallen – **318748516474**

Haarkleid – **311814015644**

Hamster – 158701406498
Ordnung: Nagetiere – **316891219748**
Familie: Hamsterartige – **513548748781**

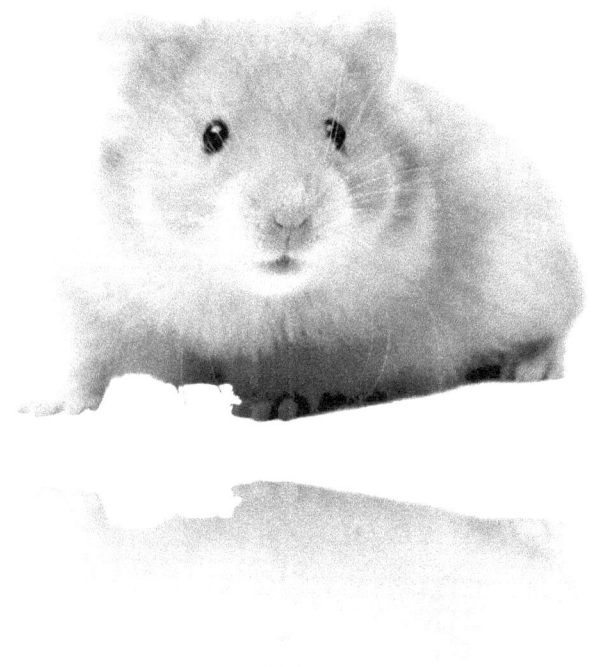

Kopf – **316581298749**
Stirn – **781497598641**
Wirbel – **314851649741**
Hinterhaupt – **385781298749**
Ohr – **618514538741**

Auge – **314801049741**

Nase – **184585748741**

Mundhöhle – **685741219841**

Zähne – **604871298748**

Kehle – **185718316419**

Hals – **681294718748**

Rumpf – **851194361978**

Rücken – **589748598648**

Lende – **187361219849**

Bauch – **178541298747**

Seite – **175164298748**

Vorderglieder – **364898749741**

Hintergliedmaßen – **315745789641**

Schwanz – **174891219781**

zentrales Nervensystem – **517841217419**

peripheres Nervensystem – **316891219781**

Sinnesorgane – **318514219741**

akustischer Analysator – **589061219741**

optischer Analysator – **501294219748**

Gleichgewichtsorgan – **501294748641**

Geschmacksanalysator – **174891219681**

Knochensystem – **068542178749**

Gelenke – **641297198749**

Muskelsystem – **217531298641**

Herzkreislaufsystem – **315061218749**

Atmungssystem – **518737898641**

Verdauungssystem – **368748598741**

Harntrakt – **501294694781**

Geschlechtssystem – **615893648974**

endokrines System – **785743898741**
blutbildendes System – **178782648371**
Lymphsystem – **549891298741**
Haut und Hautanhangsgebilde – **516831219789**
Haut – **183781298741**
Talgdrüsen – **501948598649**
Schweißdrüsen – **318531538641**
Krallen – **318741298784**
Haarkleid – **364071298741**

        Siebenschläfer– 649541298741
        Ordnung: Nagetiere – **316891219748**
        Familie: Schlafmäuse – **315781216498**

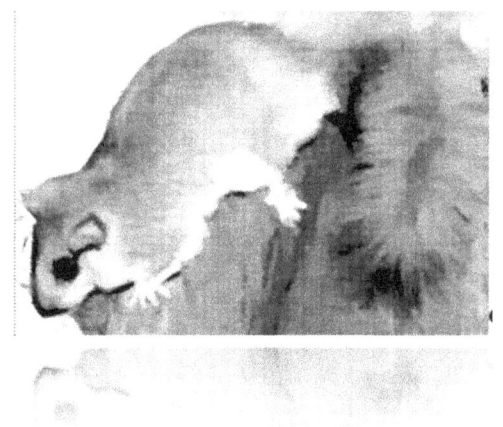

Kopf – **389749519641**
Stirn – **609891298749**
Wirbel– **614871289749**

Hinterhaupt – **306851298748**

Ohr – **348571298641**

Auge – **301549898647**

Nase – **519648598647**

Mundhöhle – **475897498741**

Zähne – **835747189681**

Kehle – **190064598888**

Hals – **401498798747**

Rumpf – **148781298741**

Rücken – **147851298641**

Lende – **371298894648**

Bauch – **185734189647**

Seite – **180164069479**

Vorderglieder – **712319897498**

Hintergliedmaßen – **361064298741**

Schwanz – **508497109749**

zentrales Nervensystem – **964781219564**

peripheres Nervensystem – **715851218748**

Sinnesorgane – **589781298641**

akustischer Analysator – **784571296498**

optischer Analysator – **109854298741**

Gleichgewichtsorgan – **501294269749**

Geschmacksanalysator – **361294298741**

Knochensystem – **547297294647**

Gelenke – **198501298641**

Muskelsystem – **309894298741**

Herz-Kreislaufsystem – **016549298741**

Atmungssystem – **318549898741**

Verdauungssystem – **064591298741**

Harntrakt – **368541379841**

Geschlechtssystem – **312581298741**

endokrines System – **389681298741**

blutbildendes System – **301294694781**

Lymphsystem – **519601298604**

Haut und Hautanhangsgebilde – **751219719891**

Haut – **123498598741**

Talgdrüsen – **548741298781**

Schweißdrüsen – **364891798749**

Krallen – **582649782741**

Haarkleid – **378581298641**

Zierratten – 531298748746
Ordnung: Nagetiere – **316891219748**
Familie: Mäuseartige – **381549589748**

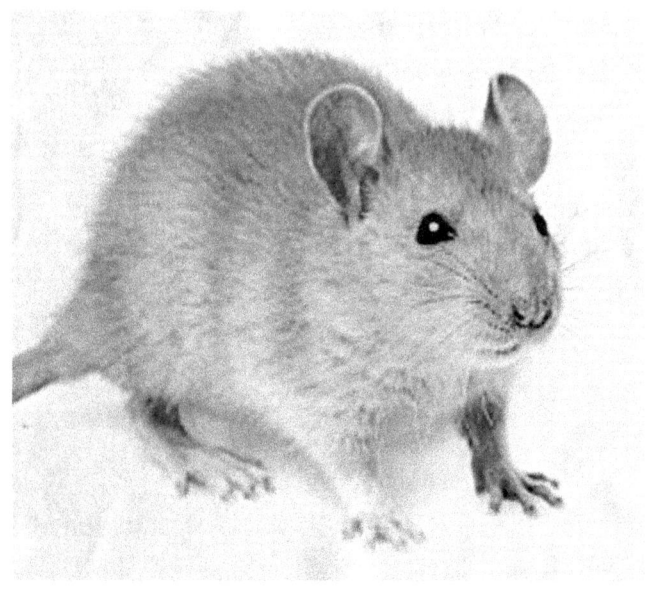

Kopf – **512641298731**
Stirn – **584831298748**
Wirbel – **495781298741**

Hinterhaupt – **316848516949**
Ohr – **713851498791**
Auge – **368561298681**
Nase – **649871298681**
Mundhöhle – **316061298781**
Zähne – **371497598749**
Kehle – **385781298649**
Hals – **361068598741**
Rumpf – **506848749891**
Rücken – **345751298749**
Lende – **361294589749**
Bauch – **194891298648**
Seite – **385781298749**
Vorderglieder – **546871219479**
Hintergliedmaßen – **315871234648**
Schwanz – **175681297479**
zentrales Nervensystem – **857460088148**
peripheres Nervensystem – **512183712684**
Sinnesorgane – **160489509741**
akustischer Analysator – **016581298648**
optischer Analysator – **506849509741**
Gleichgewichtsorgan – **549871319648**
Geschmacksanalysator – **538781298749**
Knochensystem – **316891219898**
Gelenke – **315891619714**
Muskelsystem – **315871298748**
Herz-Kreislaufsystem – **506897598648**
Atmungssystem – **538681298741**
Verdauungssystem – **318731298648**

Harntrakt – **574891598641**

Geschlechtssystem – **785781298641**

endokrines System – **536841298748**

blutbildendes System – **309781298648**

Lymphsystem – **596891398741**

Haut und Hautanhangsgebilde – **315751298781**

Haut – **169581298748**

Talgdrüsen – **468791298718**

Schweißdrüsen – **534871294781**

Krallen – **301294564891**

Haarkleid – **381294298718**

Ziermäuse – 315649219781
Ordnung: Nagetiere – **316891219748**
Familie: Mäuseartige – **381549589748**

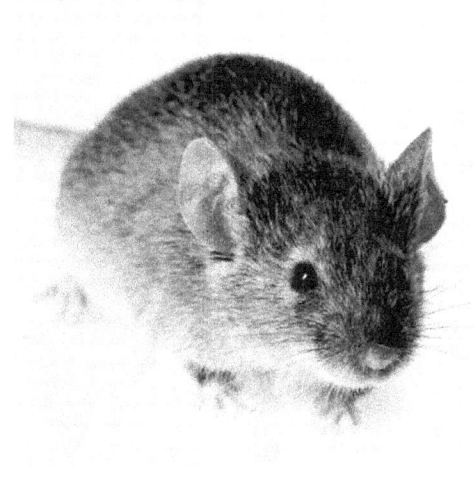

Kopf – **530149298741**
Stirn – **684741298748**
Wirbel – **398751298741**
Hinterhaupt – **381294189740**
Ohr – **581368548741**
Auge – **749894591748**
Nase – **316581318319**
Mundhöhle – **514891748941**

Zähne – **315848519748**

Kehle – **185641219741**

Hals – **361218748749**

Rumpf – **549851219641**

Rücken – **349891316491**

Lende – **898647298748**

Bauch – **364851298741**

Seite – **349871369871**

Vorderglieder – **315648519641**

Hintergliedmaßen – **758561298741**

Schwanz – **598648798741**

zentrales Nervensystem – **364891598741**

peripheres Nervensystem – **651298798641**

Sinnesorgane – **574891298681**

akustischer Analysator – **515748918641**

optischer Analysator – **751294789648**

Gleichgewichtsorgan – **584291394781**

Geschmacksanalysator – **581297319648**

Knochensystem – **560781398741**

Gelenke – **585681298749**

Muskelsystem – **315891398741**

Herzkreislaufsystem – **019895648749**

Atmungssystem – **531891219648**

Verdauungssystem – **306154518498**

Harntrakt – **306541298749**

Geschlechtssystem – **306581519741**

endokrines System – **016891498587**

blutbildendes System – **531871298641**

Lymphsystem – **069581298749**

Haut und Hautanhangsgebilde – **419851219648**
Haut – **645751298741**
Talgdrüsen – **538061298741**
Schweißdrüsen – **849541298741**
Krallen – **306851298748**
Haarkleid – **019531298641**

Igel – 124548749741
Ordnung: Insektenfresser – **516314219748**
Familie: Igelartige – **368541298741**

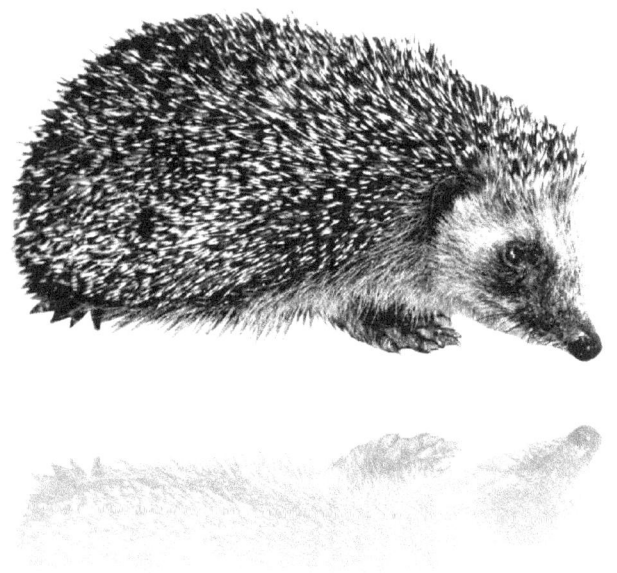

Kopf – **531781219784**
Stirn – **538741298781**

Wirbel – **361294298718**
Hinterhaupt – **531784219748**
Ohr – **129785498764**
Auge – **368718519741**
Nase – **157898749871**
Mundhöhle – **604891298741**
Zähne – **578741298748**
Kehle – **189781298647**
Hals – **147581298749**
Rumpf – **518718719371**
Rücken – **198741298749**
Lende – **649741298741**
Bauch – **364681298781**
Seite – **367184598741**
Vorderglieder – **501298749891**
Hintergliedmaßen – **609501298648**
Schwanz – **193604298704**
zentrales Nervensystem – **509649898741**
peripheres Nervensystem – **364548749781**
Sinnesorgane – **384781298641**
akustischer Analysator – **583741298648**
optischer Analysator – **531294298741**
Gleichgewichtsorgan – **538748589749**
Geschmacksanalysator – **316891298741**
Knochensystem – **317581298789**
Gelenke – **318531298641**
Muskelsystem – **349841319851**
Herz-Kreislaufsystem – **536891298741**
Atmungssystem – **349891379891**

Verdauungssystem – **536871298741**
Harntrakt – **315781298641**
Geschlechtssystem – **361298798398**
endokrines System – **368741298749**
blutbildendes System – **536891298741**
Lymphsystem – **361294378571**
Haut und Hautanhangsgebilde – **618701218749**
Haut – **189745298741**
Talgdrüsen – **539871298649**
Schweißdrüsen – **315681219718**
Krallen – **375891378749**
Stachel – **649801298649**

Zierschweine (Mini-Schweinchen) – 361294297391

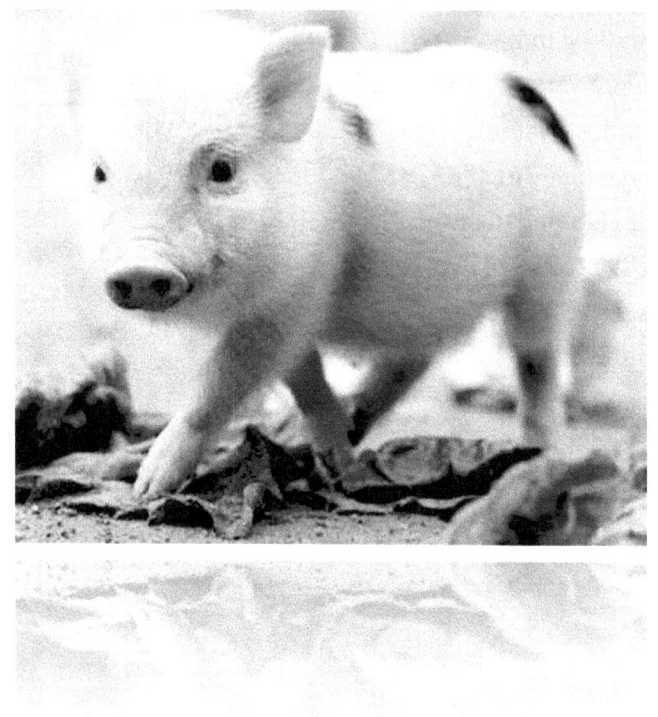

Ordnung: Paarhufer – **361401298751**
Unterordnung: nicht-Wiederkäuer – **398741298781**
Familie: Schweine – **604571218497**
Kopf – **601294298718**
Stirn – **368741298751**
Wirbel – **349781298641**

Hinterhaupt – **604851298748**

Ohr – **315758498741**

Auge – **365751298781**

Nase – **316891219751**

Mundhöhle – **497531297891**

Zähne – **361294798561**

Kehle –**190495498741**

Hals – **651485478941**

Rumpf – **518741218749**

Rücken – **108531298641**

Lende – **501298601494**

Bauch – **306534898741**

Seite – **365149298781**

Vorderglieder – **365701298748**

Hintergliedmaßen – **319871719648**

Schwanz – **138751298741**

zentrales Nervensystem – **531851219641**

peripheres Nervensystem – **316851298741**

Sinnesorgane – **361479898741**

akustischer Analysator – **539015719648**

optischer Analysator – **713891519648**

Gleichgewichtsorgan – **317549898741**

Geschmacksanalysator –**138781219741**

Knochensystem – **509601298704**

Gelenke – **501649298741**

Muskelsystem – **378548781498**

Herzkreislaufsystem – **319851219641**

Atmungssystem – **315751219641**

Verdauungssystem – **369891378541**

Harntrakt – **371294519648**

Geschlechtssystem – **531894218361**

endokrines System – **157581298641**

blutbildendes System – **501294298648**

Lymphsystem – **585781219648**

Haut und Hautanhangsgebilde – **612681219781**

Haut – **348741219891**

Talgdrüsen – **589751298741**

Schweißdrüsen – **512781219641**

Krallen – **364871219781**

Haarkleid – **534871219641**

Frettchen – 354641298781
Ordnung: Raubtiere – **515871219641**
Familie: Marderartige – **389531298671**

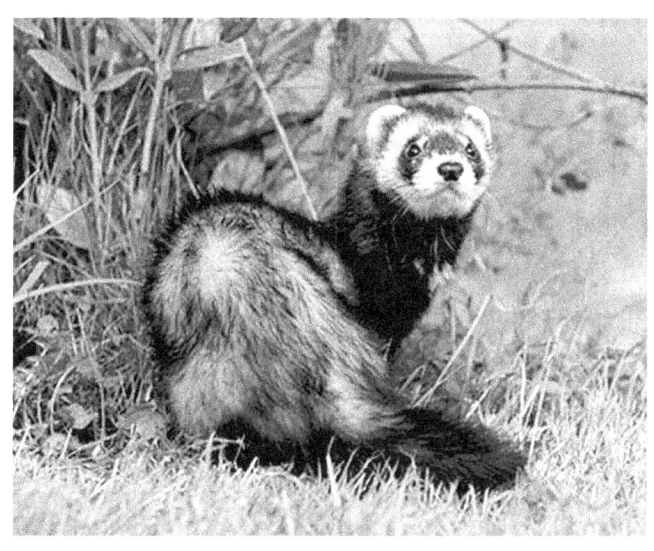

Kopf – **538681298741**
Stirn – **319851219781**
Wirbel – **364851298781**
Hinterhaupt – **364871298713**
Ohr – **168781298649**

Auge – **351294619714**
Nase – **539781298748**
Mundhöhle – **316748519718**
Zähne – **364891598748**
Kehle – **129841298741**
Hals – **513894298748**
Rumpf – **548731298734**
Rücken – **194851298641**
Lende – **368749518748**
Bauch – **165431298741**
Seite – **309581298748**
Vorderglieder – **465104109849**
Hintergliedmaßen – **315731219848**
Schwanz – **501498368741**
zentrales Nervensystem – **157891298641**
peripheres Nervensystem – **301294298741**
Sinnesorgane – **361294298741**
akustischer Analysator – **513741298748**
optischer Analysator – **504891298749**
Gleichgewichtsorgan – **501298749641**
Geschmacksanalysator – **509604298701**
Knochensystem – **368741298749**
Gelenke – **531681298741**
Muskelsystem – **315781298748**
Herzkreislaufsystem – **508748509649**
Atmungssystem – **598741298749**
Verdauungssystem – **316014219891**
Harntrakt – **368591298749**
Geschlechtssystem – **315781219648**

endokrines System – **019514219648**
blutbildendes System – **531649298741**
Lymphsystem – **360129298741**
Haut und Hautanhangsgebilde – **531294298741**
Haut – **139851298648**
Talgdrüsen – **316019219891**
Schweißdrüsen – **364891398741**
Krallen – **368741298598**
Haarkleid – **374851218498**

Mungo – 368514298006
Ordnung: Raubtiere – **515871219641**
Familie: Mungoartige – **648531298748**

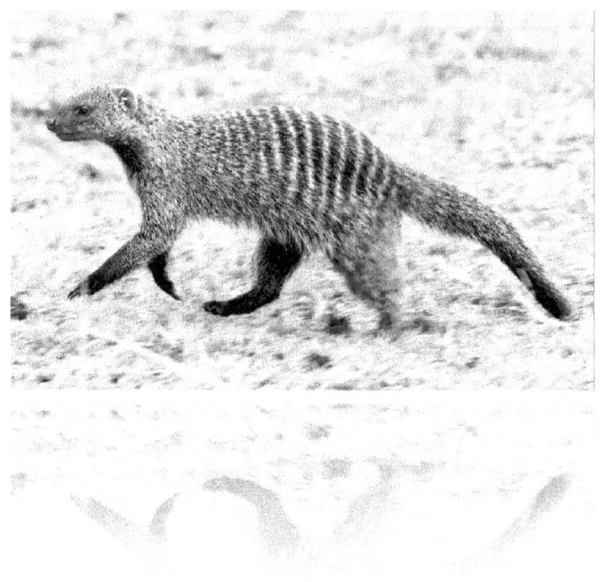

Kopf – **361298751294**

Stirn – **149581319715**

Wirbel – **368571298749**

Hinterhaupt – **315891219647**

Ohr – **198549538641**

Auge – **185781298749**

Nase – **898315316498**

Mundhöhle – **542174518749**

Zähne – **315319898741**

Kehle – **156784219781**

© Г. П. Грабовой, 2005

Hals – **368751298781**
Rumpf – **315749851648**
Rücken – **129781298749**
Lende – **138781298648**
Bauch – **364291519891**
Seite – **349531298781**
Vorderglieder – **316381298781**
Hintergliedmaßen – **348651298781**
Schwanz – **538681298731**
zentrales Nervensystem – **549361298781**
peripheres Nervensystem – **349851379641**
Sinnesorgane – **361219218741**
akustischer Analysator – **351296369891**
optischer Analysator – **351681298649**
Gleichgewichtsorgan – **356851298741**
Geschmacksanalysator – **315731219641**
Knochensystem – **649871298731**
Gelenke – **531649798731**
Muskelsystem – **348541317471**
Herzkreislaufsystem – **358781319641**
Atmungssystem – **387541298641**
Verdauungssystem – **739851369471**
Harntrakt – **519891298641**
Geschlechtssystem – **351891298648**
endokrines System – **309601209648**
blutbildendes System – **531831949564**
Lymphsystem – **309851209648**
Haut und Hautanhangsgebilde – **498751298741**
Haut – **519091219781**

Talgdrüsen – **549891298749**
Schweißdrüsen – **315781298649**
Krallen – **365751298748**
Haarkleid – **398741298749**

C. Krankheiten der Säuge- Haustiere –519317518

Krankheiten der Meerschweinchen, Ratten, Schweine und Hamster – 316489751

Infektionskrankheiten – 614318748

Pest – 319318781
Zoonose natur-herdige, besonders gefährliche, quaratäne, bakterielle, infektiöse Krankheit. Gekennzeichnet durch Vergiftung, Fieber, Schädigung des Lymphsystems.

Lähmung – 649518741
Infektionskrankheit, die verläuft mit einer Entzündung des Rückenmarks und des Gehirns.

Diplokokkusinfektion – 371581249
Symptome: Inaktivität, gekräuseltes Fell, Fieber, blasse Schleimhäute, Nasenausfluss, Keuchen, Husten, Atemnot, Appetitlosigkeit, Gewichtsverlust.

Infektiöse Pneumonie – 315748781
Symptome: Appetitlosigkeit, Inaktivität, Fieber, gekräuseltes Fell, Blässe und Zyanose der Schleimhäute, Atemnot, häufiger Husten.

Pseudotuberkulose – 361219581
Symptome: Appetitlosigkeit bis hin zum kompletten Verlust, langsame Erschöpfung, Bindehautentzündung, im Verlauf einiger Tage rasche Erhöhung der Körpertemperatur.

Tuberkulose – 498751291
Chronische Infektionskrankheit, verursacht durch Tuberkulosebazillen. Am häufigsten beobachtet ist die Lungenform, seltener die Darmform und andere.

Listeriose – 315781218
Infektionskrankheit der Tiere, verläuft mit Anzeichen der Schädigung des zentralen Nervensystems, der Geschlechtsorgane, Brustdrüsen, als eine allgemeine fieberhafte Erkrankung.

Bruzellose – 361298741
Chronische Infektionskrankheit, manifestiert sich oft als Abtreibung, Beibehaltung der Plazenta, Endometritis und Störung der Fortpflanzungsfähigkeit der Tiere.

Tularämie – 318549871
Ansteckende Krankheit der Nagetiere, mancher Haustier-und Vogelarten. Symptome: Schwellung und käsige Degeneration der Lymphknoten, Milzvergrößerung und Bildung von entzündungsnekrotischen Knoten in der Leber, Milz und Lunge.

Ektromelie „Mäusepocken" – 315519891
Eine Viruserkrankung der weißen Mäuse, gekennzeichnet durch Symptome der Vergiftung und nekrotische Gürtelhautläsion der Gliedmaßen und des Schwanzes.

Enzephalitis – 315751298
Symptome: Parese und Lähmung der Gliedmaßen.

Viruspneumonie – 364851291
Symptome: beschleunigte Atmung, begleitet von quakähnlichen Geräuschen. Seitenzucken. Die Tiere reiben sich mit den Vorderpfoten die Nase. Schwitzen vermehrt. Das Fell ist feucht.

Salmonellose – 539641298
Ansteckende Tierkrankheiten, gekennzeichnet bei akutem Verlauf durch Fieber und Durchfall.

Glatzflechte – 548371291
Runde fleckenartige Defekte der Haardecke in verschiedenen Größen.

Invasionskrankheiten – 365751291

Kokzidiose – 518571294
Invasionskrankheiten von Haussäugetieren, hervorgerufen durch parasitäre Einzeller der Klasse Sporozoa der Ordnung Coccidiida. Symptome: Bedrückung, verminderter und später Appetitlosigkeit, Abmagerung, Schwäche, Durchfall, Lähmungen.

Parasitärkrankheiten – 651298741

Krätze – 315781319
Eine weit verbreitete Erkrankung, verursacht durch die Krätzmilbe.

Nicht-ansteckende Krankheiten – 539649891

Stoffwechselstörung – 315019649
Hypovitaminose – 539741891
Tritt auf als Folge von Fehlen oder ungenügender Menge der Vitamine und Mineralien im Futter.

Übermäßiges Zahnwachstum bei Nagern und Kaninchen – 536581298
Bei Nagern in Gefangenschaft wachsen die Zähne sehr oft stärker – die oberen oder die unteren Schneidezähne.

Übermäßiges Krallenwachstum bei Nagern und Kaninchen – 536851391
Krankheiten der Frettchen – 538751201
Infektionskrankheiten – 648361294

Tollwut – 361389871
Eine akute Viruserkrankung, die mit schweren Schädigungen des Nervensystems verläuft.

Pest der Fleischfresser – 318718748
Zoonose natur-herdige, besonders gefährliche, quarantäne, bakterielle Infektionskrankheit. Gekennzeichnet durch Intoxikation, Fieber, Schädigung des Lymphsystems.

Aleuten- Nerzkrankheit – 315785741
Virusinfektionskrankheit. Der Erreger greift das Immunsystem an und verursacht einen riesigen Anstieg der Antikörper, die sich im Gewebe der inneren Organe anreichern, was zu deren Entzündung führt.

Grippe – 681548731

Symptome: Schnupfen, tränende Augen, Niesen, Husten, Fieber, manchmal Durchfall.

Nicht-ansteckende Krankheiten – 618581314

Rachitis – 529641781

Als Folge eines gestörten Phosphor-Calcium-Stoffwechsels ein abnormes Wachstum und Knochenbildung. Ursachen: Mangel an Vitamin D, Calcium, Phosphor oder ihr falsches Mischungsverhältnis.

Nebennierenendokrinopathie (Hyperadrenokortizismus, Nebennierenkrankheit) – 891591694

Eine Krankheit mit gestörter Sekretion von Sexualhormonen durch die Nebennieren. Die Krankheit kann in jedem Alter auftreten, aber am häufigsten bei Frettchen, die älter als 3 Jahre sind.

Aplastische Anämie – 519718314

Entwickelt sich häufig bei läufigen Weibchen durch Abwesenheit der Paarung.

Kongestive Kardiomyopathie – 316518748

Bei Kardiomyopathie wird der Myokard geschädigt, seine Kontraktionsfähigkeit wird stark geschwächt, als Folge bekommen die Organe und Gewebe nicht genügend Sauerstoff, Schwächeanfälle treten auf.

Harnsteinleiden – 614019891

Möglicherweise entwickelt sich die Krankheit bei einem hohen

Aschekomponentengehalt der Tiernahrung, ist die Folge einiger Infektionskrankheiten oder ist erblich bedingt.

Magengeschwür – 518712748
Tritt auf bei unausgewogener Ernährung und Stress; eine mögliche Ursache ist die übermäßige Vermehrung des bestimmten Bakteriums Helicobakcter mustelae, der den Magen der Frettchen bewohnt.

Katarakt – 316019891
Die Krankheit wird begleitet von Trübungen der Augenlinse und Blindheit.

Hauttumore – 315748571
Die meisten Hauttumore der Frettchen sind gutartig, bösartige Tumore sind sehr selten.

Insulinom – 531518491
In der Bauchspeicheldrüse wird zu viel Insulin produziert, was zu Hypoglykämie führt - eine unzureichende Menge an Glukose im Blut.

Parasiten – 318710149

Flöhe – 536851217
Auf den Frettchen können Hunde-, Katzen-, und Menschenflöhe parasieren.

Otodectosis – 351751894 – (Ohrmilben).
Der Erreger – die Hautfressermilbe, der an der inneren Oberfläche

der Haut der Ohrmuschel wuchert und im äußeren Gehörgang.

Krankheiten der Chinchillas – 649751291

Zahnanomalie – 358781248
Bei Chinchillas sieht man oft eine Falschlage mancher Zähne. Wegen der Falschlage der Backenzähne entsteht eine falsche Abschleifung der Zähne. Es entstehen lange Hacken, die fast immer ins innere der Mundhöhle wachsen und das Zungengewebe verletzen.

Tympanie – 301294641
Krankhafte Blähungen.

Enteritis – 608549748
Bei einer Störung der Darmmikroorganismenzusammensetzung.

Salmonellose – 310498549
Infektiöse Enteritis. Der Erreger – Salmonella typhymurium.

Infektiöse Enteritis – 504894701
Die Erreger – Pseudomonas aeruginosa, Escherichiacoli, Proteus vulgaris, Listeria raonocytogenes.

Kokzidiose – 531894781
Die Krankheit tritt auf, wenn parasitäre Einzeller in intestinale Epithelzellen des Darms eindringen – Kokzidien.

Verstopfungen – 609549781
Ein verzögerter, erschwerter oder systematisch unzureichender De-

fekt (Darmentleerung).

Augenerkrankungen – 509781219

Konjunktivitis – 316851297
Eine Bindehautentzündung, meist durch eine Infektion hervorgerufen.

Keratitis – 854361294
Eine Hornhautentzündung, hervorgerufen vor allem durch dessen Trübung, Geschwürbildung, Schmerzen und Rötung der Augen.

Ohrerkrankungen – 615751291

Otitis externa – 898741291
Eine Entzündung des äußeren Gehörgangs, meist durch starke Verschmutzungen.

Erkältungskrankheiten – 508741298
Rhinitis – 198741298
Entzündungsprozess der Nasenschleimhaut.

Bronchopneumonie – 106501294
Herdartige Entzündung der Bronchen und Lungenlappen, begleitet von der Auffüllung von deren katarrhalischen Exsudaten. Symptome: Fieber, allgemeine Schwächung, Appetitlosigkeit, Erschöpfung, Husten, Atemnot, erst trockenes, dann nasses Röcheln.

Viruspneumonie – 648741294

Der Erreger – ein filtrierbares Virus. Symptome: erst trockener, dann nasser Husten, besonders ausgeprägt beim Bewegen der Tiere.

Hypovitaminose – 749571294

Hypovitaminose von Vitamin A – 498751298
Symptome: Entzündung der Augenschleimhäute.

Hypovitaminose von Vitamin B – 648751294
Symptome: Krämpfe.

Krankheiten der Igel – 618751297

Erkrankungen der Bronchen und Lungen – 315019641
Entwickeln sich als Folge der Verletzung der Haltungsbedingungen – Kälte und Feuchtigkeit.

Konjunktivitis – 548571317
Entzündung der Augenschleimhaut (Bindehaut), meist durch eine Infektion hervorgerufen.

Herpesvirusinfektion – 641514217
Eine Infektionskrankheit deren Erreger das Herpes-simplex-Virus ist.

Dermatitis – 016584718
Meist durch eine Pilzinfektion hervorgerufen. Begleitet von Nadelausfall.

Salmonellose – 315316498
Eine Infektionskrankheit mit Fieber und Läsionen des Magen-Darm-Traktes (meist inklusive Durchfall). Hervorgerufen durch verschiedene Bakterienarten der Gattung Salmonella.

Krankheiten der Mangusten – 317891016

Infektiöse – 531851648

Tollwut – 368518749
Akut verlaufende Infektionskrankheit, gekennzeichnet durch Anzeichen von disseminierter Polioenzephalitis.

Tuberkulose – 715714218
Chronisch verlaufende Infektionskrankheit, gekennzeichnet durch Bildung von spezifischen Knoten in verschiedenen Organen – Tuberkel, anfällig für käsigen Zerfall.

Parasitäre – 317581217
Zecken – 615781218
Flöhe – 318541219

D. Kriechtiere oder Reptilien – 518519618714
Schildkröte – 158741218748

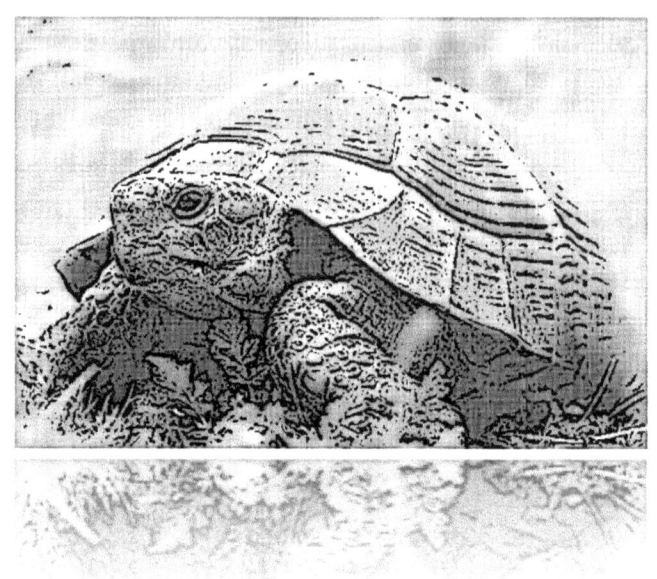

Ordnung: Schildkröten – **649781298781**

Familie: Landschildkröten – **315781218749**

Herzkreislaufsystem – **654781298749**

Verdauungssystem – **518316419518**

Urogenitalsystem – **648751298741**

Nervensystem – **315781368741**

Sinnesorgane – **317851219641**

Atmungssystem – **309871298641**

Bewegungssystem – **519601298648**

Endokrines System – **185701298641**

Süßwasserschildkröte – 160501208498
Ordnung: Schildkröten – **649781298781**
Familie: Süßwasserschildkröten – **160501208498**

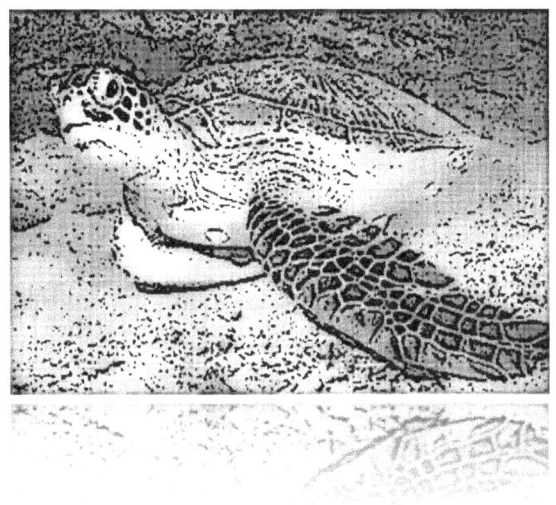

Herzkreislaufsystem – **157538648741**
Verdauungssystem – **658741298791**
Urogenitalsystem – **369061298741**
Nervensystem – **509841298748**
Sinnesorgane – **310149859641**
Atmungssystem – **315319898741**
Bewegungssystcm – **601298398741**
endokrines System – **501894298641**

Grüner Leguan – 151298748781
Ordnung: Schuppenkriechtiere – **318571298781**
Familie: Leguane – **538164018784**

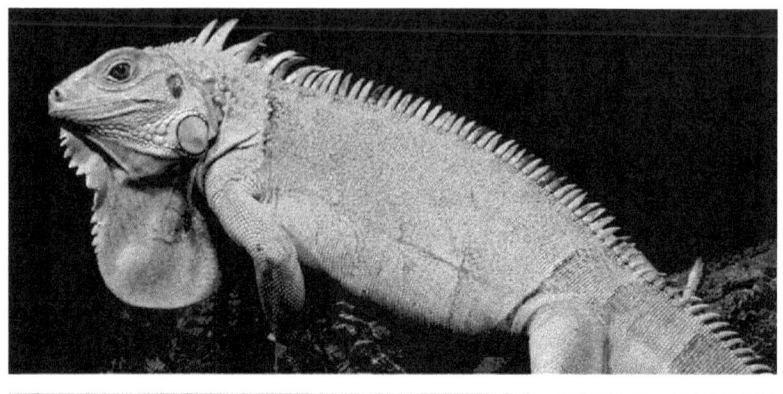

Herzkreislaufsystem – **564891794897**
Verdauungssystem – **319061219781**
Urogenitalsystem – **858731298641**
Nervensystem – **597364298748**
Sinnesorgane – **548741298749**
Atmungssystem – **534861298748**
Bewegungssystem – **509681298741**
endokrines System – **368741298781**

Gecko – 193581298648
Ordnung: Schuppenkriechtiere – **318571298781**
Familie: Geckos – **536891298741**

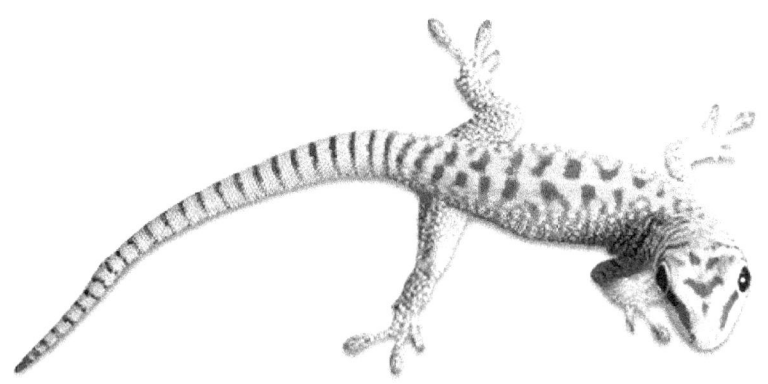

Herzkreislaufsystem – **548781298748**
Verdauungssystem – **658738598641**
Urogenitalsystem – **351294298647**
Nervensystem – **319891219647**
Sinnesorgane – **358781298648**
Atmungssystem – **501684298748**
Bewegungssystem – **368751298741**
endokrines System – **361904294781**

Bartagame – 351294898741
Ordnung: Schuppenkriechtiere – **318571298781**
Unterordnung: Eidechsen – **368019598641**
Familie: Agamen– **315064219781**

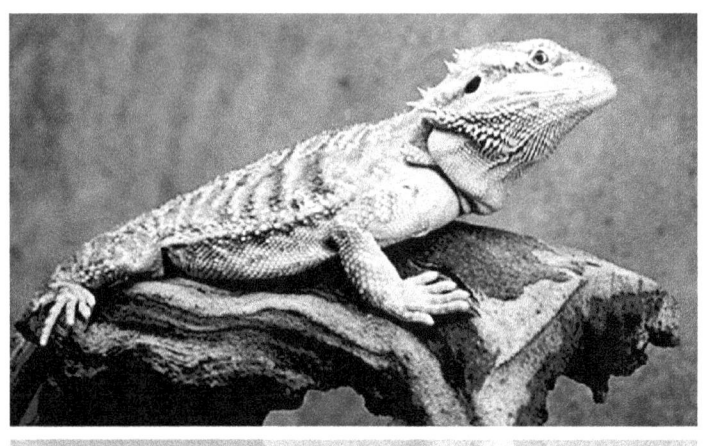

Herzkreislaufsystem – **195781298749**
Verdauungssystem – **069541298741**
Urogenitalsystem – **371298519641**
Nervensystem – **364891298781**
Sinnesorgane – **301297519649**
Atmungssystem – **397581298641**
Bewegungssystem – **019549719648**
endokrines System – **364891298741**

Blauzüngige Glattechse – 581318718648
Ordnung: Schuppenkriechtiere – **318571298781**
Unterordnung: Eidechsen – **651581319714**
Familie: Glattechsen – **538741589781**

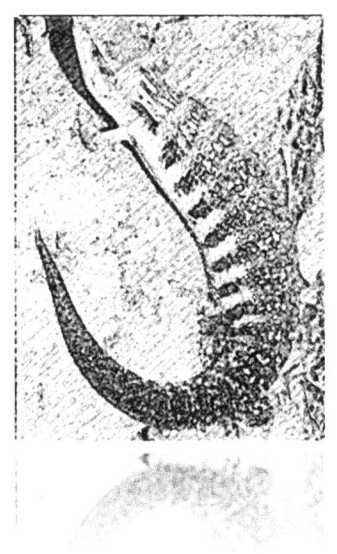

Herzkreislaufsystem – **564891298748**
Verdauungssystem – **389751298641**
Urogenitalsystem – **397561297891**
Nervensystem – **364851298741**
Sinnesorgane – **364851219741**
Atmungssystem – **358531298741**
Bewegungssystem – **364741298781**
endokrines System – **371298519641**

Kalifornische Königsnatter – 519681298714
Ordnung: Schuppenkriechtiere – **318571298781**
Familie: Natterartige– **185731298741**

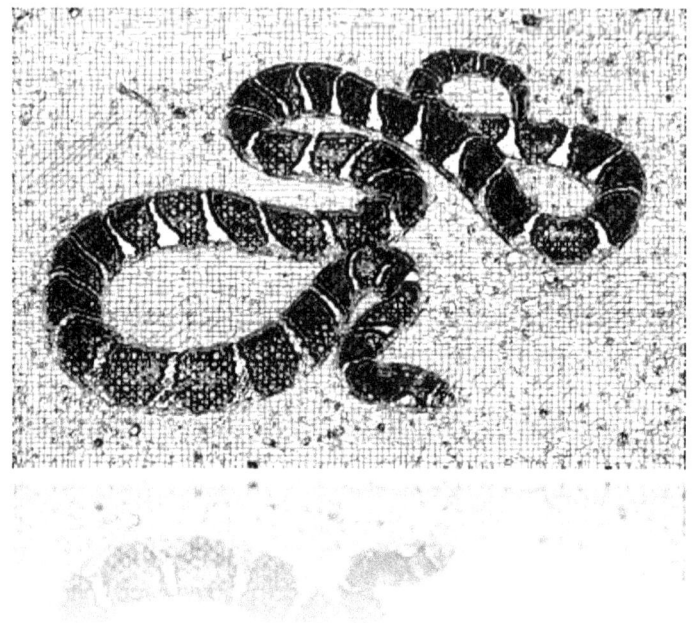

Herzkreislaufsystem – **531894298641**
Verdauungssystem – **019514219851**
Urogenitalsystem – **364851298741**
Nervensystem – **364891298781**
Sinnesorgane – **315749219781**
Atmungssystem – **359891398641**
Bewegungssystem – **356189789891**
endokrines System – **549891749371**

Kornnatter – 319478292364
Ordnung: Schuppenkriechtiere – **318571298781**
Familie: Natterartige – **185731298741**

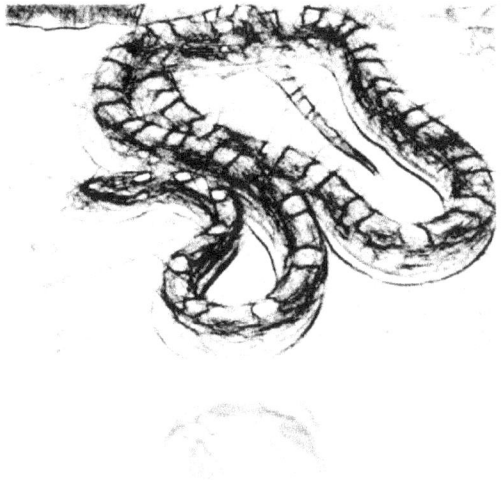

Herzkreislaufsystem – **364851298731**
Verdauungssystem – **369061298781**
Urogenitalsystem – **398791298641**
Nervensystem – **174291789641**
Sinnesorgane – **659891398781**
Atmungssystem – **378541298648**
Bewegungssystem – **498751298641**
endokrines System – **374891298781**

E. **Krankheit der Reptilien – 185648741**

Abszeße – 315798781
Entzündungsherde in den weichen Geweben.

Amöbiase (amöbe Gastroenteritis) – 654315681
Parasitäre Krankheiten – 318314814

Akarose– 318811519
Kalkbeine, eine chronische Erkrankung der Tiere, begleitet von Juckreiz und Entzündungen der Haut. Hervorgerufen durch intradermale Parasiten – Sarcoptosesmilben.

Zecken – 498791291
Die Erreger sind meistens Schlagen – und Schildzecken. Bereiche der Ansammlung der Parasiten auf den Tieren: um die Augen, unter dem Unterkiefer, neben dem Gehörgang.

Helminthose – 315718749
Parasitäre Krankheiten der Reptilien, verursacht durch Helminthen – parasitären Würmern. Befallen die Mundhöhle, Atemwege, Gehirn, Sinnesorgane, Muskeln und subkutanes Gewebe.

Hypovitaminose – 318519641

Hypovitaminose A – 315718714
Symptome: Trübung und Schwellung der Augen, Verdauungsstörungen und Hautläsionen. Ursachen: Mangel an Nahrungsfetten, Fleisch und Fisch.

Hypovitaminose B – 539741298
Symptome: Verlangsamung des Wachstums, Appetitlosigkeit, Magen-Darm-Verstörungen, Koordinationsstörungen.

Hypovitaminose D (Rachitis) – 589649714
Ursache: Störung des natürlichen Bildungsprozesses des Vitamins D unter Einfluß ultravioletter Strahlen im Tierkörper.
Symptome: Störung des Phosphor-Calcium-, Eiweiß-, Kohlenhydrat-, und Mineralstoffwechsels, Wirbelsäulen- und Unterkieferverkrümmung.

Hypovitaminose E – 316019851
Symptome: Veränderung des Subkutangewebes und der Muskeln, Koordinationsstörungen, Lähmungen der Gliedmaßen, Appetitlosigkeit. Ursache: unrationelle Fütterung.

Pilzkrankheiten – 364891748

Dermatomykose – 538741218
Erreger: Pilze der Gattung Saprolegnia. Symptome: auf der Kopfhaut und der Vorderseite des Körpers bildet sich weißer Belag.

Geotrichosis – 315851219
Erreger: Pilze der Gattung Geotrichum. Symptome: Erst Kopfhautläsionen und Bauchoberfläche, dann Läsion des Subkutangewebes, Muskeln, Knorpel und Körperhöhle.

Pilzerkrankung der Haut – 316891591
Pilzerkrankung der Schlagen-, Echsen - und Schildkrötenpanzerhaut. Ursache: Verletzung der Halterungsbedingungen. Symptome: Bildung eines gräulich-weißen Belags auf Haut und Panzer, der zur Gewebenekrose führen kann.

Darminfektionen – 315719851

Salmonellose – 318571218
Erreger: Bakterien der Gattung Salmonella.
Symptome: Erst Anzeichen von Enteritis: Entzündung der Schleimhaut des Dünndarms. Dann Appetitlosigkeit, starke Gewichtsabnahme. In der Mundhöhle entstehen kleine Entzündungsherde.

Dysbakteriose – 315891294
Eine Störung der natürlichen Darmmikroflorazusammensetzung. Ursache: Langzeitbehandlung mit Antibiotika. Symptome: Verdauungsstörungen, Dyspepsie.

Nekrotische Dermatitis – 534891648
Erreger: gramnegative Bakterien unten den Schilden der Tiere.
Ursachen: schlechte sanitäre Bedingungen des Terrariums.

Nichtinfektiöse Gastroenteritis – 364891591
Entzündungen des Magens und des Dünndarms.

Akute Gastroenteritis – 594891784
Ursachen: Vergiftung, Stress, niedrige Umgebungstemperatur, bei der der Verdauungsprozess der Reptilien sich verlangsamt.

Chronische Gastroenteritis – 316064891
Ursachen: einseitige, unregelmäßige und ungesunde Ernährung, Stress.

Osteomyelitis – 375851974
Ursache: bakterieller Befall der Knochenstellen des Panzers, Folgen von Verletzungen. Symptome: erst rosa Flecken mit einer rauen Oberfläche auf dem Panzer, als Folge kann das Absterben der oberen Panzerschicht auftreten.

Oropharingale Cellulitis – 538641298
Ödematöse Stomatitis. Infektionskrankheit der tiefen Gewebe des Rachens. Symptome: Schwellung des Kopfes, des Halses, und dem Vorderteil des Oberkörpers.

Schwellungen – 316851318

Pentophalmitis – 315642148
Bakterielle Entzündung der Augenmembranen.
Symptome: Trübung der Augen mit gelblicher Färbung mit roten Adern, Vergrößerung des Augapfels.

Respiratorische Erkrankungen – 585749741
Ursachen: Durchzug, Unterkühlung bei hoher Luftfeuchtigkeit. Symptome: Röcheln beim Atmen, Schleim im Mund, Schnupfen, erschwerte Atmung.

Faulig-ulzeröse Hautläsionen – 364891581
Meist bei Wasserschildkröten zu finden.
Erreger: krankheitserregende Bakterien, die im Wasser vorkommen. Symptome: verminderte Aktivität und Muskeltonus, Abreibung der Ränder des Zahnfleisches und der Klauen, Lähmung der Gliedmaßen.

Stomatitis – 581751498
Entzündungen der Mundschleimhaut. Meist bei Schlangen, seltener bei Echsen und Schildkröten. Ursachen: schlechte Ernährung, Mangel an Vitamin C und A, Erkältungen, mechanische Verletzungen des Mundraums.

Ulzeröse Abblätterung des Panzers – 315681371
Ursachen: Folge von Panzerverletzungen und Eindringen von krankheitserregenden Bakterien in den Organismus der Schildkröte.

Traumata – 589741291
Offene oberflächliche Wunden – **619701518**
Schwanzfrakturen bei Eidechsen – **365781294**
Ziervögel und Singvögel – **518214319648**

F.Zier- und Singvögel

Anatomie der Vögel
Stütz-und Bewegungsapparat der Vögel – 647894298741

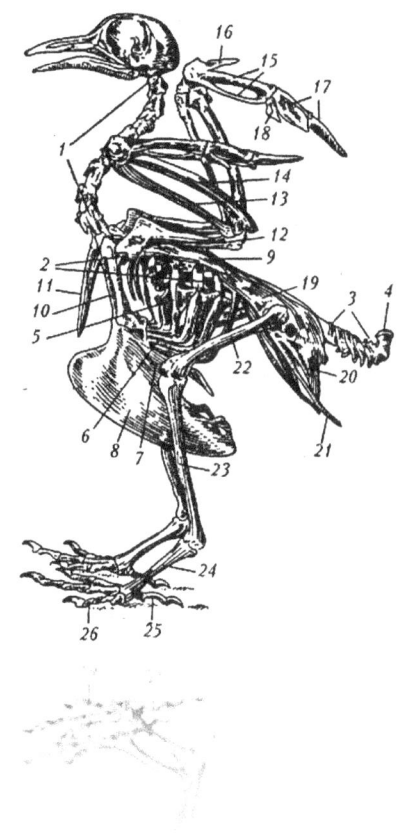

1-Halswirbel –**178543298741**
2-Brustwirbel – **374891298671**
3- Schwanzwirbel – **389851298641**
4- Steißbein – **371294298714**

5- Rückenpartie der Rippe mit einem hakenförmigen Vorsprung – **695731298781**

6-Bauchpartie der Rippe – **319891219641**

7- Brustbein – **318751648891**

8- Brustbeinsporn – **731549598671**

9-Blatt – **397648578648**

10-Rabenbein – **831584369741**

11-Schlüsselbein – **318751219641**

12-Schulter – **479891698748**

13-Speichenbein – **497564319894**

14- Ellbein – **397854369871**

15- Vordermittelfuß – **649738598648**

16- erster Zeh – **310894298748**

17- zweiter Zeh – **371298794898**

18- dritter Zeh – **364859398731**

19- Darmbein – **368794298718**

20- Sitzbein – **301891298741**

21-Schambein – **461298297851**

22-Oberschenkel – **309898598671**

23-Schienbein– **198531298641**

24-Zapfen – **315751298971**

25- erster Zeh – **361298789561**

26- vierter Zeh – **301291294841**

Schädel des Vogels – 315781298678

Hinterhauptbein – **601294501471**

Keilbein – **318549698751**

Siebbein – **304851298751**

Schläfenbein – **310189519781**

Scheitelbein – **318758739641**
Stirnbein – **016548597491**

Gesichtsabschnitt – **018582749871**
Intermaxillarknochen – **582841209064**
Oberkieferknochen – **064851297714**
Nasenbein – **316859798641**
Tränenbein – **094851294794**
Gaumenknochen – **361294378561**
Jochbein – **859751298741**
Flügelbein – **096851298749**
Quadratbein – **069581297874**
Unterkieferbein – **681294097568**
Sättel – **018514297894**
Zungenbein – **698751298741**
Muskeln des Kopfes – **759894298749**
Kaumuskulatur – **198751298741**
Nackenmuskulatur – **149781298741**
Brustkorbmuskulatur – **178581298741**
Bauchwandmuskeln – **360149297581**
Zwerchfell – **309751298741**

Schwanzmuskeln – 197781298641

Muskeln der Vordergliedmaßen – 168712131841
Oberflächlicher (großer) Brustmuskel – **314068598718**
Unterschulterblattmuskel – **153891298781**
Rabenbeinschultermuskulatur – **364851298781**
Muskeln der Hintergliedmaßen – **609891298781**

Gelenke – **597371298781**

Hautmantel – 149648598781

Oberhaut – **018316219751**
Lederhaut – **315891316498**
Unterhautzellstoff – **364581298781**

Hautanhangsgebilde – 319471218641
Horngebilde der Epidermis – 315649898741
Federn – **897368298749**
Schuppen – **395781298741**
Krallen – **301294698748**
Schnabel – **475781219618**

Hautfalten – 598721319479
Kamm – **142891498741**
Wampe – **649851298731**
Ohrläppchen – **301294297851**
Korallen – **316864109068**
Flughaut – **069839749894**

Hautdrüsen – 415314898715
Bürzeldrüse – **101859698714**

Herzkreislaufsystem – 109859319649
Blutsystem (am Beispiel der Taube) – 509681398789

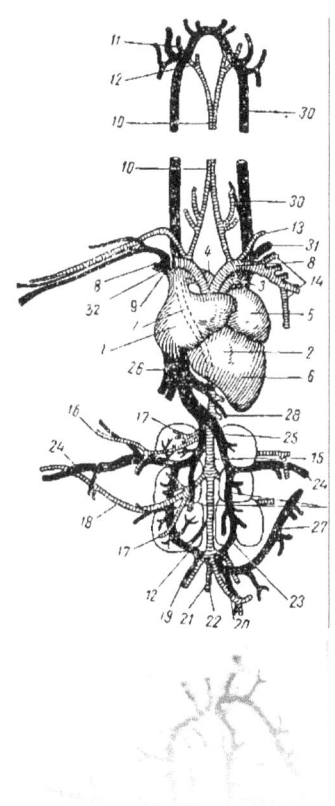

1 – rechter Vorhof – **961749897498**

2 – rechter Ventrikel – **609501298641**

3 – rechte Lungenarterie –**197589698731**

4 – linke Lungenarterie –**069591298648**

5 – linker Vorhof – **315891298749**

6 – linker Ventrikel – **175834298648**

7 – Aortenbogen – **101859798741**

8 – linke namenlose Arterie –**016958564781**
9 – rechte namenlose Arterie –**859741298648**
10 – gemeine Kopfschlagader –**409879498741**
11 – äußere Kopfschlagader – **361298789481**
12 – innere Kopfschlagader – **519891219748**
13 – Schlüsselbeinschlagader – **106368319748**
14 – linke Brustschlagader – **317589398648**
15 – dorsale Aorta – **107848598741**
16 – rechte Oberschenkelschlagader – **371219898618**
17 – Nierenarterien – **364851219789**
18 – rechte Ischiasarterie – **019831219748**
19 – Beckenarterie – **498741298641**
20 – hintere Gekröseschlagader – **068749298741**
21 – Schwanzarterie – **301219609749**
22 – Schwanzvene – **157581218748**
23 – Pfortader – **315718319749**
24 – Oberschenkelvene – **314016519714**
25 – Hüftblutader – **648741219748**
26 – hintere Hohlvene – **361219317514**
27 – Entero-Gekröseblutader – **783741219749**
28 – Nebengastralvene – **384061219749**
29 – Nierenvene – **348741298748**
30 – linke Halsader – **189751219641**
31 – linke Schlüsselbeinvene – **068712897498**
32 – linke vordere Hohlvene – **178712898647**

Inkretdrüsen – 151894219748
Schilddrüse – **157318218741**
Nebennieren – **497564219748**

Thymus – **129781298741**

Nebenschilddrüsen – **149751298749**

Sinnesorgane – **316564898371**

Riechepithel – **314810064598**
(Deckt die dorsale Nasenmuschel)

Zunge – **375895648741**
Gehörorgan – **318681298749**
Äußeres Ohr – **189361298741**
Mittelohr – **178361298748**
Innenohr – **315891219748**

Sehorgan – **048751219749**
Augapfel – **501894219748**
Nickhaut – **648741298748**
Tränendrüse – **385718219749**
Sklera – **016845748571**

Tastorgan – **589751298641**
Rezeptorbereich der Haut – **316479898749**
(Nervenenden)

Verdauungssystem – 514298749271

Mundrachenraum – 589781219749
Mundhöhle – **715781298641**
Kehle – **589641298749**
Gaumenhärte – **857361298749**
Zunge – **369781298749**
Speicheldrüse – **148781298641**

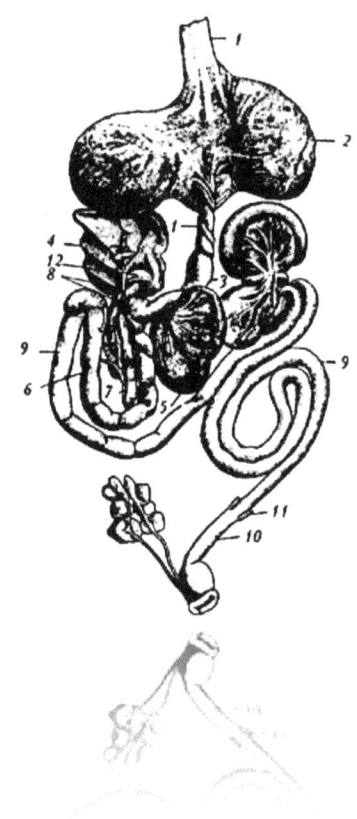

1-Speiseröhre – **689781298749**

2-Kropf – **178681298741**

3- Drüsenmagen – **689741298781**

4-Leber – **361297298781**

5- Muskelmagen – **386469898719**

6- Zwölffingerdarm – **196899719741**

7- Pankreas – **301219719781**

8-Gallengang – **361218319718**

9- Dünndarm – **368541298741**

10- Mastdarm – **364851219784**

11- Blinddarm – **857361298371**

12- Milz – **371841298749**

Urogenitalorgane des Weibchens – 316891219748

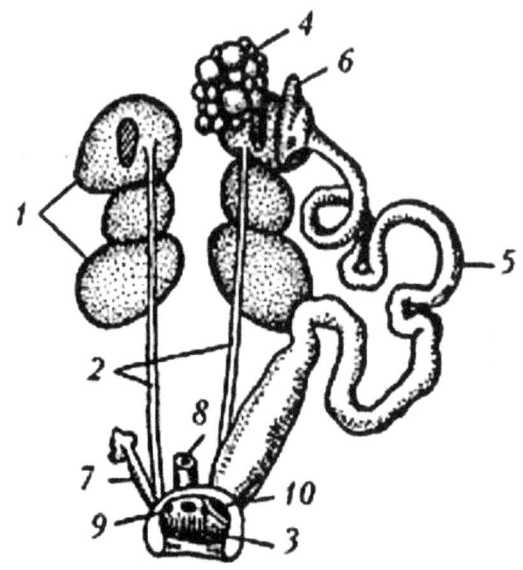

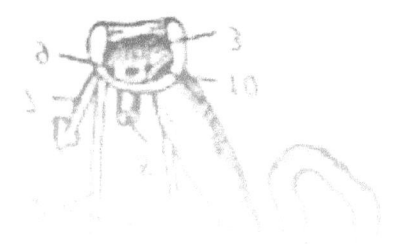

1-Niere – **301278518741**
2-Harnleiter– **316498519781**
3- Kloakenhöhle – **318574218741**
4-Ovarial – **501219719871**
5- linker Eileiter – **548749519749**
6- Eileitertrichter – **315748648741**

7- Rückstand des reduzierten rechten Eileiters –**378641298748**
8- Mastdarm – **301601201498**
9- Harnöffnung – **398741249781**
10- Genitalöffnung – **364851298741**

Urogenitalorgane des Männchens – **149781298641**

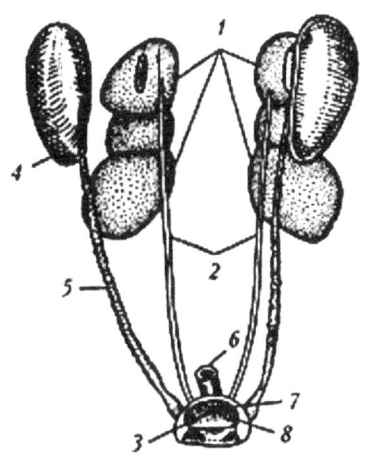

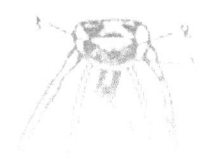

1-Niere – **368701218749**
2-Harnleiter – **315642891749**
3- Kloakenhöhle – **310851219781**
4-Orchis – **316849516498**
5- Samenleiter – **513613819848**

6- Mastdarm – **498731298746**

7- Harnöffnung – **718561218748**

8- Genitalöffnung – **316851219781**

Vertreter der Zier- und Singvögel

Diamantamadine – 481518718741

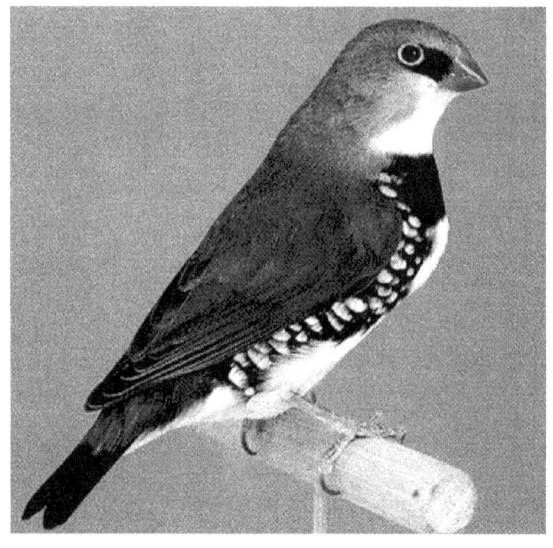

Ordnung: Sperlingsvögel – **317518316419**

Familie: Finken – **315361219714**

Kopf – **389648598741**

Auge – **479361298781**
Ohrbereich – **364851219871**
Oberschnabel– **315781219681**
Unterschnabel – **386479298781**
Kinn – **178648298715**
Hinterhaupt – **361291298748**
Hals – **851231671497**
Flügel – **589749569748**
Rücken – **148561298781**
Schulter – **469781278461**
Brust – **319879698741**
Bauch – **198689797871**
Beine – **131851298648**
Schwanz – **316871217894**

Bronzeamadine – 318781219648

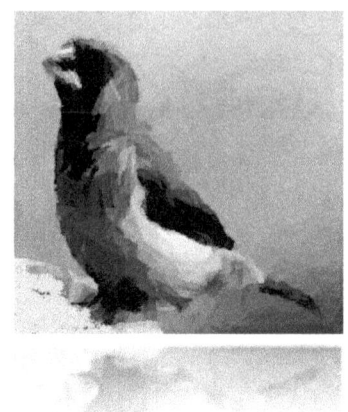

Ordnung: Sperlingsvögel – **317518316419**
Familie: Finken – **315361219714**
Kopf – **538641298749**
Auge – **364851298718**
Ohrbereich – **314871298649**
Oberschnabel – **851294361641**
Unterschnabel – **879368598741**
Kinn – **189751298641**
Hinterhaupt – **361217518971**
Hals – **318371298781**
Flügel – **368571298714**
Rücken – **364871298789**
Schulter – **368751298781**
Brust – **175751898648**
Bauch – **648751298781**
Beine – **539781298713**

Schwanz – **368518318681**

Amazonen – 371281888481
Ordnung: Papageienartige – **360188378741**
Familie: Papagei – **381601888841**
Kopf – **315838648718**
Auge – **306449519715**
Ohrbereich – **148751298781**
Oberschnabel – **315714219781**
Unterschnabel – **649571219891**
Kinn – **368751298741**
Hinterhaupt – **298751297641**
Hals – **685391298781**
Flügel – **315016319649**
Rücken – **189751298751**
Schulter – **361298798781**
Brust – **361891371218**
Bauch – **168751297748**
Beine – **381361298781**
Schwanz – **589641298647**

Ara – 318561298749
Ordnung: Papageienartige – **360188378741**
Familie: Papagei – **381601888841**
Kopf – **301854369891**
Auge – **306851298718**
Ohrbereich – **315718219751**
Oberschnabel – **317549898751**
Unterschnabel – **564361219578**

Kinn – **837549898361**
Hinterhaupt – **197361298788**
Hals – **391851964791**
Flügel – **369069898569**
Rücken – **318364859781**
Schulter – **361294298781**
Brust – **361019298498**
Bauch – **195684398781**
Beine – **315648306498**
Schwanz – **546891298715**

Hyazinth-Ara – 310851489648
Ordnung: Papageienartige – **360188378741**
Familie: Papagei – **381601888841**
Kopf – **501851564548**
Auge – **301681298741**
Ohrbereich – **360848598781**
Oberschnabel – **314306385741**
Unterschnabel – **385734898748**
Kinn – **185681219874**
Hinterhaupt – **645751298747**
Hals – **318681218548**
Flügel – **685731218747**
Rücken – **145681298749**
Schulter – **361851219748**
Brust – **315014217851**
Bauch – **168781298748**
Beine – **317518316498**
Schwanz – **318361218741**

Grauer Astrild – 381781298641
Ordnung: Sperlingsvögel – **317518316419**
Familie: Prachtfinken – **315718368748**
Kopf – **368741218749**
Auge – **518751219741**
Ohrbereich – **364851219781**
Oberschnabel – **518751219641**
Unterschnabel – **574891219781**
Kinn – **361069569871**
Hinterhaupt – **371291298641**
Hals – **549891298781**
Flügel – **375851298641**
Rücken – **198751298741**
Schulter – **681298751291**
Brust – **164851298741**
Bauch – **615751298715**
Beine – **351971298741**
Schwanz – **608751298758**

Tiger-Astrild – 318751648741
Ordnung: Sperlingsvögel – **317518316419**
Familie: Prachtfinken – **315718368748**
Kopf – **518541298741**
Auge – **469751298781**
Ohrbereich – **368741298781**
Oberschnabel – **318751298781**
Unterschnabel – **649571389741**
Kinn – **361298798781**
Hinterhaupt – **361298598741**

Hals – **316851298741**
Flügel – **318741298781**
Rücken – **368751298741**
Schulter – **498781298781**
Brust – **195681298781**
Bauch – **698531298741**
Beine – **364561298781**
Schwanz – **585641581298**

Rotschwänzchen – 536851298781
Ordnung: Sperlingsvögel – **317518316419**
Familie: Layardsänger – **318014218491**
Kopf – **369891598781**
Auge – **301219619481**
Ohrbereich – **489781369491**
Oberschnabel – **516314219781**
Unterschnabel – **485751298681**
Kinn – **168751298741**
Hinterhaupt – **361291298781**
Hals – **368751298781**
Flügel – **019514519648**
Rücken – **361014298781**
Schulter – **497581298781**
Brust – **501219689371**
Bauch – **301219569871**
Beine – **301851361589**
Schwanz – **531601298748**

Drossel – 159751298749
Ordnung: Sperlingsvögel – **317518316419**
Familie: Drosseln – **531019519649**
Kopf – **364851298781**
Auge – **315891219759**
Ohrbereich – **314571219714**
Oberschnabel – **315781219785**
Unterschnabel – **364851219781**
Kinn – **364891319854**
Hinterhaupt – **389781298781**
Hals – **514891219749**
Flügel – **548571519718**
Rücken – **618318319741**
Schulter – **318741298718**
Brust – **564851219748**
Bauch – **148751218748**
Beine – **658361219718**
Schwanz – **516518319741**

Finkenkönig – 138548798741
Ordnung: Sperlingsvögel – **317518316419**
Familie: Finken – **315361219714**
Kopf – **368781218749**
Auge – **364571219781**
Ohrbereich – **689741298751**
Oberschnabel – **518748298741**
Unterschnabel – **898741589748**
Kinn – **315641298749**
Hinterhaupt – **571291298715**

Hals – **368571298741**
Flügel – **316851298731**
Rücken – **314891319874**
Schulter – **314895318751**
Brust – **316851236491**
Bauch – **381291798641**
Beine – **315741298381**
Schwanz – **497561298741**

Lerche – 306851571241
Ordnung: Sperlingsvögel – **317518316419**
Familie: Lerchen – **310491210498**
Kopf – **598691218748**
Auge – **364571238741**
Ohrbereich – **349571298781**
Oberschnabel – **512316318361**
Unterschnabel – **368751298741**
Kinn – **298781297781**
Hinterhaupt – **648749519641**
Hals – **364851758781**
Flügel – **318751364891**
Rücken – **371219898361**
Schulter – **361019649891**
Brust – **389751789741**
Bauch – **684561298741**
Beine – **360149598749**
Schwanz – **588671289378**

Haubenlerche – 310641298749
Ordnung: Sperlingsvögel – **317518316419**
Familie: Lerchen – **310491210498**

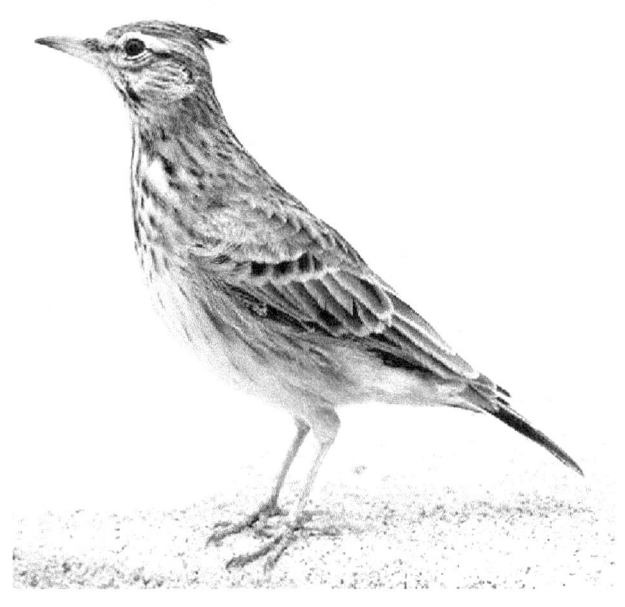

Kopf – **149599874912**
Auge – **498741298751**
Ohrbereich – **368741298748**
Oberschnabel – **364891519748**

© Г. П. Грабовой, 2005

Unterschnabel – **534891219784**
Kinn – **364851374798**
Hinterhaupt – **315781298748**
Hals – **361294891549**
Flügel – **316498719748**
Rücken – **301249248741**
Schulter – **681319291891**
Brust – **498741298781**
Bauch – **601298748741**
Beine – **368751298741**
Schwanz – **315741298781**

Jako (Graupapagei) – 898471219398

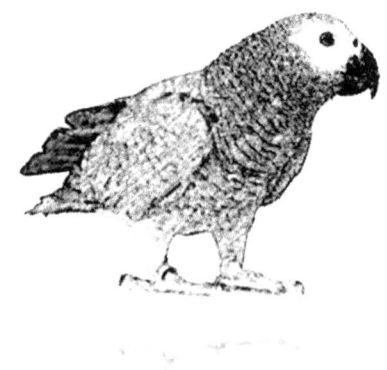

Ordnung: Papageienartige – **360188378741**
Familie: Papagei – **381601888841**
Kopf – **512318519741**

Auge – **368715398751**
Ohrbereich – **385748369841**
Oberschnabel – **301519519681**
Unterschnabel – **819471898451**
Kinn – **361214378841**
Hinterhaupt – **317851298751**
Hals – **361498598781**
Flügel – **364851298741**
Rücken – **301298758748**
Schulter – **498691519781**
Brust – **351291498741**
Bauch – **601219519648**
Beine – **301291497891**
Schwanz – **309561649851**

Grünfink – 318016519648

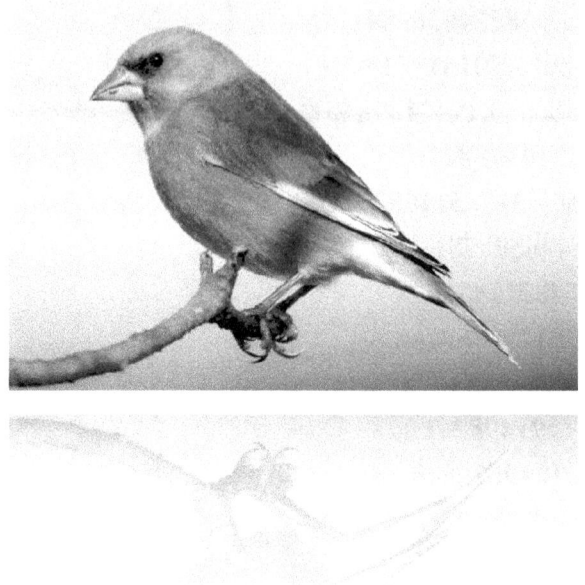

Ordnung: Sperlingsvögel – **317518316419**
Familie: Finken – **315361219714**
Kopf – **317581219871**
Auge – **498781369871**
Ohrbereich – **315718649781**
Oberschnabel – **534851219648**
Unterschnabel – **398571298741**
Kinn – **364851759871**
Hinterhaupt – **364851759871**
Hals – **369751219871**

Flügel – **349871298751**
Rücken – **316851319751**
Schulter – **497891798641**
Brust – **315751298781**
Bauch – **361298738641**
Beine – **368541758371**
Schwanz – **315751298641**

Buchfink – 485671298741

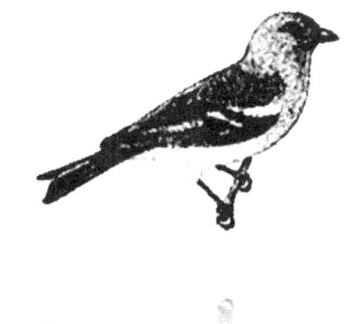

Ordnung: Sperlingsvögel – **317518316419**
Familie: Finken –**315361219714**
Kopf – **315851298648**
Auge – **364851298749**
Ohrbereich – **457891298641**
Oberschnabel – **306561898749**
Unterschnabel – **361291298749**
Kinn – **158731298749**
Hinterhaupt – **368758398641**

Hals – **364851298741**
Flügel – **315019219751**
Rücken – **365751298749**
Schulter   **313101298741**
Brust – **584368516418**
Bauch – **498751298741**
Beine – **368751298748**
Schwanz – **561298748731**

Kanarienvogel – 314851219781
Ordnung: Sperlingsvögel – **317518316419**
Familie: Finken – **315361219714**

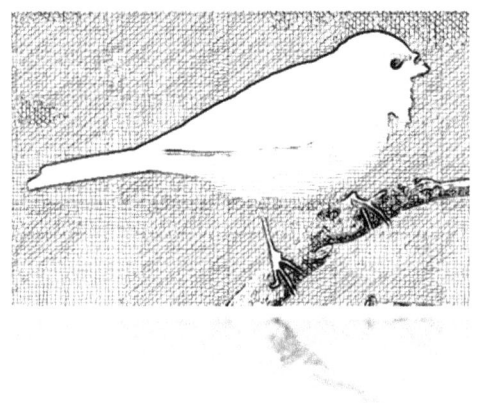

Kopf – **368718319214**
Auge – **501409498781**
Ohrbereich – **684361218749**
Oberschnabel – **301216519741**
Unterschnabel – **360409519741**
Kinn – **549891298741**
Hinterhaupt – **319012189741**

Hals – **649741219748**

Flügel – **598781219648**

Rücken – **309751298718**

Schulter – **369891298741**

Brust – **364851371219**

Bauch – **301291261297**

Beine – **364851297364**

Schwanz – **354891598741**

Kreuzschnabel – **537851298781**

Ordnung: Sperlingsvögel – **317518316419**

Familie: Finken – **315361219714**

Kopf – **301564298748**

Auge – **364851297541**

Ohrbereich – **361294898741**

Oberschnabel – **501294298741**

Unterschnabel – **368571298781**

Kinn – **195749578571**

Hinterhaupt – **648571378781**

Hals – **469571298781**

Flügel – **198571298781**

Rücken – **648741298751**

Schulter – **649751298718**

Brust – **198751298648**

Bauch – **175891298681**

Beine – **185781298741**

Schwanz – **364851298781**

Baumpieper – **361291297568**

Ordnung: Sperlingsvögel – **317518316419**

Familie: Stelzen – **134851598741**

Kopf – **310150949648**
Auge – **361019519714**
Ohrbereich – **016501298748**
Oberschnabel – **501294681294**
Unterschnabel – **158731298741**
Kinn – **508751294718**
Hinterhaupt – **316498378891**
Hals – **310891294871**
Flügel – **149571218578**
Rücken – **148749519748**
Schulter – **016891219748**
Brust – **531891294897**
Bauch – **147598648781**
Beine – **385751294641**
Schwanz – **301219749781**

Kakadu – 538361298741
Ordnung: Papageienartige – **360188378741**
Familie: Papagei – **381601888841**

Kopf – **106498509421**
Auge – **201469014371**
Ohrbereich – **758544129781**
Oberschnabel – **857361298469**
Unterschnabel – **485736837851**
Kinn – **127543648738**
Hinterhaupt – **361857369574**
Hals – **891394548741**

Flügel – **561019598731**
Rücken – **683574219751**
Schulter – **396834568741**
Brust – **501298701949**
Bauch – **316014219751**
Beine – **157361298748**
Schwanz – **348754298741**

Blaumeise – 314851219748
Ordnung: Sperlingsvögel –**317518316419**
Familie: Meisen – **361015648368**

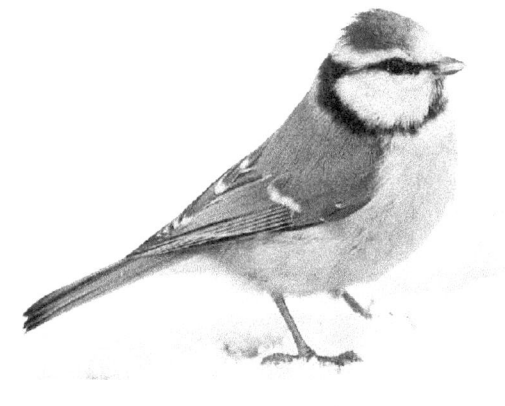

Kopf – **319019519741**
Auge – **310851298641**
Ohrbereich – **315715898749**

Oberkiefer – **549641298749**
Unterkiefer – **310498569741**
Kinn – **016498509781**
Hinterhaupt – **534831298747**
Hals – **148781219831**
Flügel – **369751219871**
Rücken – **315751898648**
Schulter – **364871219731**
Brust – **315751839748**
Bauch – **648751898747**
Beine – **639781298718**
Schwanz – **315731859789**

Unzertrennliche – 315749859614
Ordnung: Papageienartige – **360188378741**
Familie: Papagei – **381601888841**
Kopf – **317868319714**
Auge – **301294297548**
Ohrbereich – **648591298741**
Oberschnabel – **016531218364**
Unterschnabel – **315754898751**
Kinn – **318317518498**
Hinterhaupt – **715834519641**
Hals – **498713318518**
Flügel – **316851219749**
Rücken – **514219219871**
Schulter – **648741218781**
Brust – **369851278741**
Bauch – **357851698781**

Beine – **316016819314**
Schwanz – **514821598741**

Nymphenpapagei (Nymphensittich) – 315731218317
Ordnung: Papageiartige – **360188378741**
Familie: Papagei – **381601888841**
Kopf – **859781219784**
Auge – **314871298751**
Ohrbereich – **608541298731**
Oberschnabel – **381519619561**
Unterschnabel – **368741498781**
Kinn – **134831298781**
Hinterhaupt – **364851298741**
Hals – **301219519781**
Flügel – **369361389781**
Rücken – **109851209641**
Schulter – **648571298741**
Brust – **157548298641**
Bauch – **301209649641**
Beine – **104851204971**
Schwanz – **019781298741**

Weidenzcisig – 153641368571
Ordnung: Sperlingsvögel – **317518316419**
Familie: Zweigsänger – **531831298681**

Kopf – **315781319681**
Auge – **364371298368**
Ohrbereich – **361209509681**

Oberschnabel – **301249598749**

Unterschnabel – **194851294781**

Kinn – **109871298741**

Hinterhaupt – **604501209741**

Hals – **301519719871**

Flügel – **698741298781**

Rücken – **108741298781**

Schulter – **604831298718**

Brust – **108501208361**

Bauch – **104851298741**

Beine – **315751299681**

Schwanz – **364851298371**

Wellensittich – 318371518641

Ordnung: Papageienartige – **360188378741**

Familie: Papagei – **381601888841**

Kopf – **365721234851**

Auge – **361574898741**

Ohrbereich – **315781219741**

Oberschnabel – **364851579741**

Unterschnabel – **536718598731**

Kinn – **314519518751**

Hinterhaupt – **368571298731**

Hals – **371064298748**

Flügel – **531019569781**

Rücken – **198781298641**

Schulter – **368751298718**

Brust – **154891298741**

Bauch – **016498718581**
Beine – **361294718361**
Schwanz – **514019519641**

Singsittich – 169571298371
Ordnung: Papageienartige – **360188378741**
Familie: Papagei – **381601888841**

Kopf – **310851369851**
Auge – **301498369741**
Ohrbereich – **361019519681**
Oberschnabel – **301294364851**
Unterschnabel – **351294619781**
Kinn – **134861298715**
Hinterhaupt – **364851298741**
Hals – **301291297548**
Flügel – **549751298746**
Rücken – **349851298641**
Schulter – **497851298781**
Brust – **301219698371**
Bauch – **364851364891**
Beine – **309751298781**
Schwanz – **315649739871**

Ackerdrossel – 138741298781
Ordnung: Sperlingsvögel –**317518316419**
Familie: Stare – **534851298781**

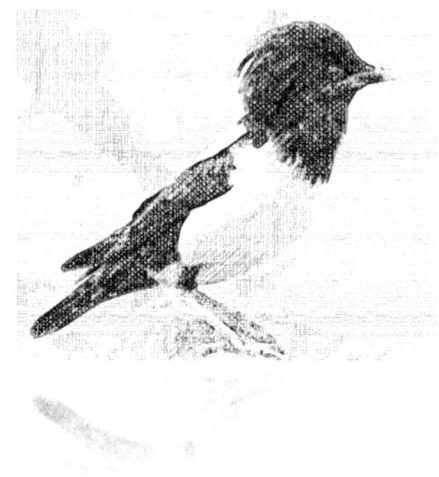

Kopf – **138751298741**
Auge – **683149369874**
Ohrbereich – **301294298741**
Oberschnabel – **513851369751**
Unterschnabel – **314851719641**
Kinn – **016497519871**
Hinterhaupt – **498361298781**
Hals – **319016519879**
Flügel – **109854298748**
Rücken – **149871298641**
Schulter – **134851369871**

Brust – **301569579891**
Bauch – **304851649751**
Beine – **310849519671**
Schwanz– **306871298741**

Nachtigall – 831514219748
Ordnung: Sperlingsvögel – **317518316419**
Familie: Layardsänger – **315713854641**

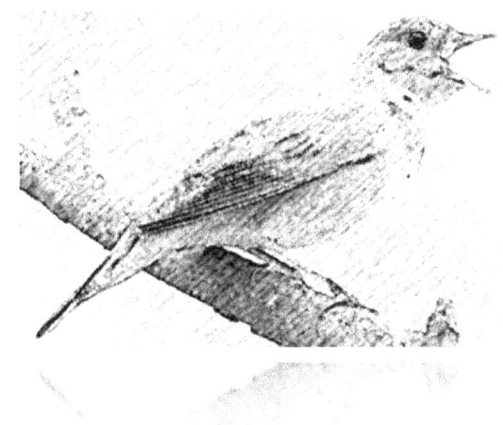

Kopf – **364851219781**
Auge   **019681298741**
Ohrbereich – **498751369851**
Oberschnabel – **016491217548**
Unterschnabel – **315781217849**
Kinn – **318064564781**
Hinterhaupt – **309751209648**
Hals – **139751298741**

Flügel – **069741298748**
Rücken – **157851574871**
Schulter – **649519719751**
Brust – **584641298741**
Bauch – **016891298741**
Beine – **051294598741**
Schwanz – **498751361898**

Ackermännchen – 301649589751
Ordnung: Sperlingsvögel – **317518316419**
Familie: Stelzen – **315715891641**

Kopf – **316851298791**
Auge – **315748298741**
Ohrbereich – **495751298741**
Oberkiefer – **364851298748**
Unterkiefer – **301294618781**
Kinn – **349851369871**
Hinterhaupt – **361291379894**
Hals – **534851649871**
Flügel – **317519718749**
Rücken – **497519649871**
Schulter – **479851759649**
Brust – **349871298754**
Bauch – **498751298781**
Beine– **301219718516**
Schwanz – **349851798741**

Karmingimpel – 364851298741
Ordnung: Sperlingsvögel – **317518316419**
Familie: Finken – **315361219714**

Kopf – **159781298731**
Auge – **364891598741**
Ohrbereich – **618571219781**
Oberschnabel – **549851749781**
Unterschnabel – **361294781298**
Kinn – **129781219748**
Hinterhaupt – **364851298741**
Hals – **301294298748**
Flügel – **315758498791**
Rücken – **497591218749**
Schulter – **149871298641**
Brust – **497581218749**
Bauch – **148671201069**
Beine – **194104851641**
Schwanz – **304851298641**

Zeisig – 131098598781
Ordnung: Sperlingsvögel – **317518316419**
Familie: Finken – **315361219714**

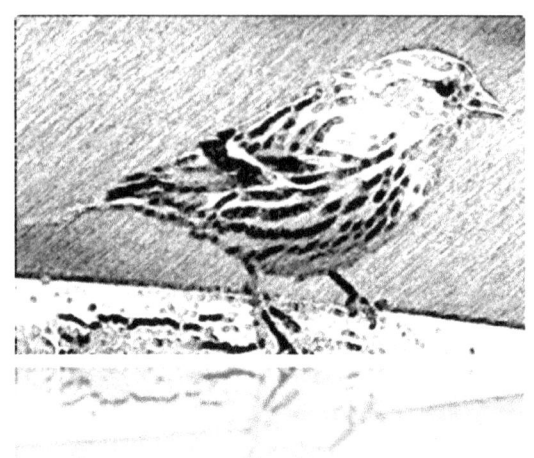

Kopf – **315718364851**
Auge – **368741294841**
Ohrbereich – **601294297561**
Oberschnabel – **064781271274**
Unterschnabel – **751278689741**
Kinn – **175361297541**
Hinterhaupt – **371294894741**
Hals – **316891298781**
Flügel – **109681369841**
Rücken – **318014219781**
Schulter – **164851298741**
Brust – **534871298741**

Bauch – **649061379781**
Beine – **315751298641**
Schwanz – **061294298781**

Distelfink – 518531236871

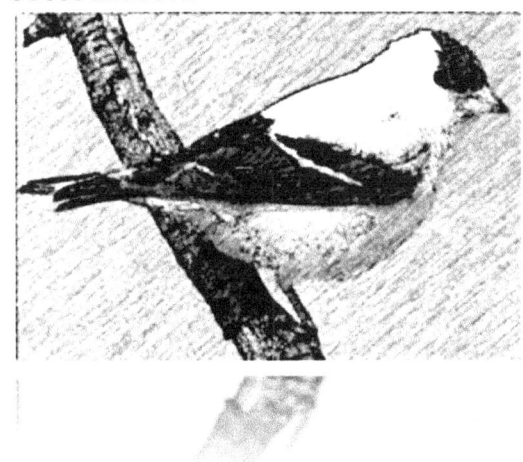

Ordnung: Sperlingsvögel – **317518316419**
Familie: Finken – **315361219714**
Kopf – **315701298731**
Auge – **194851298781**
Ohrbereich – **751294298751**
Oberschnabel – **534851297851**
Unterschnabel – **561298719741**
Kinn – **185751298741**
Hinterhaupt – **361294516784**
Hals – **489781298781**
Flügel – **683751297541**

Rücken – **364851319714**
Schulter – **608531209741**
Brust – **108749508947**
Bauch – **649571298891**
Beine – **311019754851**
Schwanz – **360184397571**

G. **Krankheiten der Vögel – 894851394**
Infektionskrankheiten der Sing- und Ziervögel – 368548741

Pocken – 148751294
Grippe – 485741291
Tuberkulose – 467891581
Newcastle-Krankheit – 519619781
Ornithose. Psittakose – 364891294
Colibakteriose – 537548748
Botulismus – 194851271
Salmonellose – 348549671

Mykosen und Mykotoxikosen – 315734871
Krankheiten, die durch Pilze verursacht werden, die auf den Schleimhäuten der Atemwege und Verdauungsorgane parasieren. Mykotoxikosen sind bedingt durch giftige Produkte des Pilzstoffwechsels, welche zu Vergiftungen führen.

Kandidamykose – **513614871**
Räude (Dermatomykose) – **315751891**
Aspergillose – **315751688**

Invasionskrankheiten – 318751219

Trichomoniasis – **101298749**
Kokzidiose – **315731218**
Askariasis – **016585754**
Menoponidae – **513648718**
Gamasomilben – **315751361**
Kalkbeine des Rumpfes – **315751741**
Kalkbeine – **364851271**

Nicht-ansteckende Krankheiten – 198751218
Hypovitaminose – 315701274

Hypovitaminose A – 148519715
Ursachen: Mangel des Vitamins in der Nahrung.
Symptome: Schwäche der Beine, Gewichtsverlust und Appetitlosigkeit, eine seröse Kerakonjunktivitis ist möglich.

Hypovitaminose D (Kalziferolinsuffizienz) –314618748
Ursachen: Mangel des Vitamins in der Nahrung.
Symptome: Appetitlosigkeit, Wachstumsstörungen, Schwäche, Erweichung, Schnabelverkrümmung, Knochenverkrümmung, gestörte Federbildung, die Federn werden brüchig.

Hypovitaminose E (Tokopherolinsuffizienz) – 516851234
Ursachen: Mangel des Vitamins in der Nahrung.
Symptome: kapillare Blutungen, Wachstumsstörungen, Embryoneninfantilität, Störung der Eibefruchtung bei Kanarienvögeln und Papageien.

Hypovitaminose K (Phyllochinoninsuffizienz) – 536891718
Ursachen: Mangel des Vitamins in der Nahrung., mangelnde Aufnahme im Zusammenhang mit längerer Anwendung von Sulfonamiden und Antibiotika, als Folge von Lebererkraankungen.
Symptome: Appetitlosigkeit, Gelbsucht, trockene Haut, Bläue manchen Hautregionen, Blutergüsse.

Hypovitaminose der Gruppe B – 537587491
Ursachen: schlechtes Futter.

Hypovitaminose C (Ascorbinsäureinsuffizienz) – 318316481

Mangel an Mineralstoffen – 101519649

Calcium- und Phosphormangel – 158731218
Symptome: Appetitlosigkeit, Wachstumsstörungen, die Knochenmasse verringert sich.

Natrium- und Chloridmangel – 157364517
Symptome: verlangsamtes Wachstum der Jungtiere, Anzeichen der Spastik und Lähmungen.

Überschuss an Natrium und Chlorid – 364019581
Symptome: Schwäche, Darmverstimmung, Konvulsion.

Atemwegserkrankungen – 751298741

Rhinitis und Sinusitis – 153751219
Entzündung der Membranen der Nasengänge und Nasennebenhöh-

len.

Pneumoaerocystitis – 531758741
Entzündung der Lunge und der Luftsäcke, mit Befall der Bronchen – Bronchopneumanie.

Erkrankungen der Verdauungsorgane – 016539754
Kropfentzündung (weicher Kropf) – 498751294

Kropfblockade (fester Kropf) – 316831498

Gastroenteritis – 310364851
Schleimhautentzündung des Drüsenmagens und des Darms.

Cuticulitis – 108549741
Ulzerös-nekrotischer Culiculiszerfall des Muskelmagens.

Darmverschluss – 104851364

Cloacitis – 859741219
Schleimhautentzündung der Kloake.

Lebererkrankungen – 689751294

Hepatitis – 315781248
Entzündungsprozess der Leber.

Hepatose (Fettdystrophie der Leber) – 685751271
Eine Krankheit, bedingt durch Störungen des Stoffwechsels und

der Leber.

Krankheiten des Nervensystems – 138564781
Läsionen des zentralen Nervensystems – 539751298
Hysterie – 649781284

Hautkrankheiten – 385751271

Dermatitis – 369851741
Entzündung der Haut – 361298741

FISCHE – 519371218641
H. Anatomische Struktur der Fische

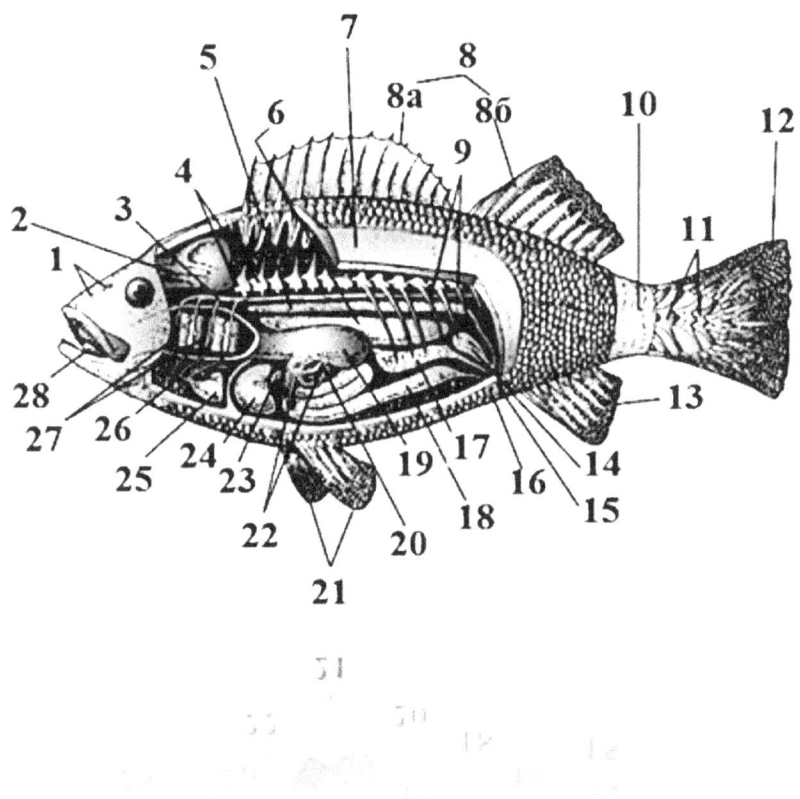

1 – Nasenlöcher – **178581298641**

2 – Schädel – **461219898781**

3 – dorsale Aorta – **628361219851**

4 – Wirbel – **754831216478**

5 – Niere – **364851297064**

6 – Fischblase – **493148749147**
7 – Rumpfmuskulatur – **369851298741**
8 – Rückenflossen – **658371298741**
8a – dornige Rückenflosse – **131851219671**
8б – weiche Rückenflosse – **898791296497**
9 – Rippen –**138601297589**
10 – Muskulatur des Schwanzstiels – **357498567894**
11 – Schwanzwirbel – **319751218641**
12 – Schwanzflosse – **398781298641**
13 – Afterflosse – **064549219781**
14 – Harnblase – **379751298641**
15 – Urogenitalöffnung – **398721298641**
16 – Anus – **197548297891**
17 – Geschlechtsdrüse – **385682194361**
18 – Darm – **049851298741**
19 – Magen – **681279289849**
20 – Milz – **139851296497**
21 – Bauchflosse – **189061298491**
22 – Pyrolusanhängsel – **096871298641**
23 – Gallenblase – **391648291894**
24 – Leber – **197894297697**
25 – Herz – **391804296068**
26 – Bauchaorta – **601298597841**
27 – Pharynx mit Kiemen – **318571218741**
28 – Zunge – **314851298641**

I. **Aquarium-Fische – 306501298741**

Weißfleckiger Kammdornwels – 381394298748
Kopf – **016854297234**
Augen – **318068574291**
Rumpf – **548751296481**
Schwanz – **310185497564**
Flossen – **349851296781**
Skelett – **134875309874**
Blutsystem – **349879698781**
Atmungssystem – **016548649781**
Fischblase – **309897569841**
Verdauungssystem – **369874897498**
Ausscheidungssystem – **597364897498**
Nervensystem und Sinnesorgane – **301264978749**
Fortpflanzungsorgane – **397864369879**

Streifenhechtlinge – 018319564971
Kopf – **598731298641**
Augen – **195781297561**
Rumpf – **619879397897**
Schwanz – **598693197497**
Flossen – **061294278784**
Skelett – **894741294861**
Blutsystem – **859781297481**
Atmungssystem – **361291298781**
Fischblase – **360194290894**
Verdauungssystem – **612784298781**
Ausscheidungssystem – **069849294851**

Nervensystem und Sinnesorgane – **361291791896**

Fortpflanzungsorgane – **318514218574**

Geflecktes Dornauge – 314851298741

Kopf – **648751298741**

Augen – **019897519649**

Rumpf – **548751298641**

Schwanz – **061294498649**

Flossen – **139041298741**

Skelett – **859781298641**

Blutsystem – **051291261971**

Atmungssystem – **098731298741**

Fischblase – **649871297541**

Verdauungssystem – **017891319641**

Ausscheidungssystem – **647851298731**

Nervensystem und Sinnesorgane – **858364298748**

Fortpflanzungsorgane – **349871378541**

Buntbarsch –368781398371

Kopf – **194857364897**

Augen – **368781297841**

Rumpf – **319859698794**

Schwanz – **109839619471**

Flossen – **851294651798**

Skelett – **341218564971**

Blutsystem – **531216498791**

Atmungssystem – **314857398741**

Fischblase – **194861298741**

Verdauungssystem – **309875149648**

Ausscheidungssystem – **348751294641**

Nervensystem und Sinnesorgane – **549641298741**

Fortpflanzungsorgane – **641248749781**

Schwarzweißer Hexenweiß – 641298758749

Kopf – **859781298648**

Augen – **610854368748**

Rumpf – **314854364858**

Schwanz – **187361297584**

Flossen – **608549749681**

Skelett – **313854148781**

Blutsystem – **549681249891**

Atmungssystem – **361294379891**

Fischblase – **108648298749**

Verdauungssystem – **104854361294**

Ausscheidungssystem – **310649859749**

Nervensystem und Sinnesorgane – **151219649898**

Fortpflanzungsorgane – **315647589749**

Kopfstrichdornweiß – 181241278641

Kopf – **689751298781**

Augen – **104841294641**

Rumpf – **519871219681**

Schwanz – **106501209741**

Flossen – **504841209741**

Skelett – **604871364978**

Blutsystem – **155314016478**

Atmungssystem – **501297897497**

Fischblase – **161298798541**

Verdauungssystem – **604741294851**

Ausscheidungssystem – **118061298791**

Nervensystem und Sinnesorgane – **109064298748**

Fortpflanzungsorgane –**501864297584**

Ameca-Kärpfling – **149841298748**

Kopf – **608548749581**

Augen – **069849758749**

Rumpf – **161249849751**

Schwanz – **398781298641**

Flossen – **194649549871**

Skelett – **897194564898**

Blutsystem – **019854219781**

Atmungssystem – **536874298749**

Fischblase – **319875364875**

Verdauungssystem – **149878198641**

Ausscheidungssystem – **019839169841**

Nervensystem und Sinnesorgane – **361364898749**

Fortpflanzungsorgane – **318316519781**

Anemonenfisch – **349891298741**

Kopf – **509893198648**

Augen – **198541298749**

Rumpf – **868731298718**

Schwanz – **364851294891**

Flossen – **497149898749**

Skelett – **106897598749**

Blutsystem – **019316219816**

Atmungssystem – **306804209749**

Fischblase – **108190369896**

Verdauungssystem – **175854219874**

Ausscheidungssystem – **016549894167**

Nervensystem und Sinnesorgane – **154801219871**

Fortpflanzungsorgane – **315619819741**

Anabantidae (Kletterfische und Buschfische) – 101219216418
Kopf – **316064219871**
Augen – **089364298748**
Rumpf – **097848569361**
Schwanz – **159751218364**
Flossen – **019831218648**
Skelett – **309859369861**
Blutsystem – **306148219751**
Atmungssystem – **315879316498**
Fischblase – **685731298491**
Verdauungssystem – **016898717894**
Ausscheidungssystem – **397898369491**
Nervensystem und Sinnesorgane – **306104298704**
Fortpflanzungsorgane – **308561304819**

Kletterfisch – 853681298741
Kopf – **589751298641**
Augen – **315781218749**
Rumpf – **361218518749**
Schwanz – **539841219364**
Flossen – **581364298748**
Skelett – **495731294681**
Blutsystem – **581294297498**

Atmungssystem – **368741297547**
Fischblase – **361294278648**
Verdauungssystem – **354831369841**
Ausscheidungssystem   **358748648741**
Nervensystem und Sinnesorgane – **361851379898**
Fortpflanzungsorgane – **371298369748**

Anadoras – 157351257491
Kopf – **316874268748**
Augen – **318781219749**
Rumpf – **751274298747**
Schwanz – **157231648749**
Flossen – **378549689741**
Skelett – **497364297894**
Blutsystem – **368751298748**
Atmungssystem – **509641798784**
Fischblase – **016894219798**
Verdauungssystem – **364291298741**
Ausscheidungssystem – **309851219641**
Nervensystem und Sinnesorgane – **361219898741**
Fortpflanzungsorgane – **319061219849**

Anoptichthys – 301601298748
Kopf – **594361298741**
Augen – **306548398748**
Rumpf – **518741298649**
Schwanz – **501291298641**
Flossen – **157361271498**
Skelett – **151016364871**

Blutsystem – **539069194744**
Atmungssystem – **519751298641**
Fischblase – **368741298748**
Verdauungssystem – **016498518748**
Ausscheidungssystem – **301294601497**
Nervensystem und Sinnesorgane – **548751298641**
Fortpflanzungsorgane – **609851298741**

Engmaulsalmler – 139851298641
Kopf – **317581697891**
Augen – **364851379871**
Rumpf – **498361298741**
Schwanz – **589781298641**
Flossen – **196364897581**
Skelett – **375851297491**
Blutsystem – **157861298741**
Atmungssystem – **016497518791**
Fischblase – **475398657891**
Verdauungssystem – **381219498781**
Ausscheidungssystem – **318361219498**
Nervensystem und Sinnesorgane – **348361298791**
Fortpflanzungsorgane – **310854210649**

Prachtkopfsteher – 153849369871
Kopf – **519601219848**
Augen – **318749519641**
Rumpf – **648531218749**
Schwanz – **101219498751**
Flossen – **145681219871**

Skelett – **368751218738**

Blutsystem – **531294268749**

Atmungssystem – **581641215368**

Fischblase – **315781219749**

Verdauungssystem – **315601219898**

Ausscheidungssystem – **309601219751**

Nervensystem und Sinnesorgane – **364849519781**

Fortpflanzungsorgane – **361098519781**

Zwergbuntbarsch – 348741218781

Kopf – **301504601904**

Augen – **348751218364**

Rumpf – **475851219871**

Schwanz – **361375854364**

Flossen – **358781219754**

Skelett – **859681219748**

Blutsystem – **519751298641**

Atmungssystem – **149871218751**

Fischblase – **319684219878**

Verdauungssystem – **364681218751**

Ausscheidungssystem – **349831298741**

Nervensystem und Sinnesorgane – **301269209781**

Fortpflanzungsorgane – **016291396498**

Arnoldichthys – 351291297564

Kopf – **361064298748**

Augen – **019849219641**

Rumpf – **549841298731**

Schwanz – **548751238649**

Flossen – **315651218748**

Skelett – **015721216498**

Blutsystem – **518731219649**

Atmungssystem – **538751898641**

Fischblase – **197364987584**

Verdauungssystem – **019061219649**

Ausscheidungssystem – **315849215648**

Nervensystem und Sinnesorgane – **356851264751**

Fortpflanzungsorgane – **019649219781**

Alweltliche Ährenfische – 157581589641

Kopf – **015348568741**

Augen – **179831218741**

Rumpf – **365751219871**

Schwanz – **718316319871**

Flossen – **198516498741**

Skelett– **157364897581**

Blutsystem – **356871219781**

Atmungssystem – **309569898741**

Fischblase – **016848378561**

Verdauungssystem – **495194361871**

Ausscheidungssystem – **317318519648**

Nervensystem und Sinnesorgane – **385641297851**

Fortpflanzungsorgane – **019514219718**

Prachtkärpfling – 315731218648

Kopf – **368041297841**

Augen – **018748519649**

Rumpf – **064012594718**

Schwanz – **378751298641**
Flossen – **198751319781**
Skelett – **315618317519**
Blutsystem – **581219361418**
Atmungssystem – **019361218751**
Fischblase – **368064218748**
Verdauungssystem – **358751298641**
Ausscheidungssystem – **016514218548**
Nervensystem und Sinnesorgane – **156489569741**
Fortpflanzungsorgane – **615748578748**

Aphyocharax – 548641219741
Kopf – **315781218641**
Augen – **718751216489**
Rumpf – **140751218748**
Schwanz – **158731298641**
Flossen – **019564319871**
Skelett – **898748798641**
Blutsystem – **019851219854**
Atmungssystem – **316871218749**
Fischblase – **369871298741**
Verdauungssystem – **016319519641**
Ausscheidungssystem – **019854569871**
Nervensystem und Sinnesorgane – **589741564871**
Fortpflanzungsorgane – **108564219781**

Afrikanischer Hechtling – 015619219731
Kopf – **538641789741**
Augen – **019751219648**

Rumpf – **689591219781**
Schwanz – **368371218781**
Flossen – **364871219854**
Skelett – **361284218748**
Blutsystem – **157531219549**
Atmungssystem – **649871219841**
Fischblase – **368742198748**
Verdauungssystem – **313851213648**
Ausscheidungssystem – **364851219871**
Nervensystem und Sinnesorgane – **368748319749**
Fortpflanzungsorgane – **017531217898**

Blaubarsch – 145681298741
Kopf – **134851298781**
Augen – **753851219641**
Rumpf – **858738498641**
Schwanz – **519749219871**
Flossen – **316851219748**
Skelett – **645751217498**
Blutsystem – **318549649871**
Atmungssystem – **358785498641**
Fischblase – **648751298741**
Verdauungssystem – **395781298641**
Ausscheidungssystem – **019854319648**
Nervensystem und Sinnesorgane – **569871219848**
Fortpflanzungsorgane – **396854298741**

Barbusfisch – 539061298748
Kopf – **351291298741**

Augen – **536871298781**
Rumpf – **361218319741**
Schwanz – **368751218749**
Flossen – **1983712987641**
Skelett– **301519619641**
Blutsystem – **509898798641**
Atmungssystem – **351219569871**
Fischblase – **019751219741**
Verdauungssystem – **369871398749**
Ausscheidungssystem – **315898698741**
Nervensystem und Sinnesorgane – **358751219749**
Fortpflanzungsorgane – **534871298748**

Bedotia – 859681298741
Kopf – **859781298648**
Augen – **197534297848**
Rumpf – **681294371378**
Schwanz – **518364589748**
Flossen – **194381298741**
Skelett – **364831294741**
Blutsystem – **594364898741**
Atmungssystem – **315751218741**
Fischblase – **157364298748**
Verdauungssystem – **019361219874**
Ausscheidungssystem – **368741298748**
Nervensystem und Sinnesorgane – **351364298749**
Fortpflanzungsorgane – **301298598741**

Belonesox – 315751298715
Kopf – **301604201904**
Augen – **369871298741**
Rumpf – **751294298741**
Schwanz – **519715219614**
Flossen – **309751209641**
Skelett – **351219749891**
Blutsystem – **318648719751**
Atmungssystem – **513861361498**
Fischblase – **016514898361**
Verdauungssystem – **019874219741**
Ausscheidungssystem – **319648519749**
Nervensystem und Sinnesorgane – **569841298781**
Fortpflanzungsorgane – **019681219748**

Makropode – 538751298641
Kopf – **319861219641**
Augen – **598731298641**
Rumpf – **564861294781**
Schwanz – **198751298641**
Flossen – **159751319741**
Skelett – **359781369841**
Blutsystem   **149871298641**
Atmungssystem – **598731298641**
Fischblase –**194751294891**
Verdauungssystem – **361298398641**
Ausscheidungssystem – **019591219641**
Nervensystem und Sinnesorgane – **364851379891**
Fortpflanzungsorgane – **316831219741**

Kampffisch – 139871298681
Kopf – **368718319718**
Augen – **396549898749**
Rumpf – **519751298741**
Schwanz – **361381298741**
Flossen – **519069718741**
Skelett – **361294218748**
Blutsystem – **538641298741**
Atmungssystem – **318751218641**
Fischblase –**364851298741**
Verdauungssystem – **308741298781**
Ausscheidungssystem – **098371298641**
Nervensystem und Sinnesorgane – **364064898741**
Fortpflanzungsorgane – **015548219781**

Botia – 385748598648
Kopf – **361294794891**
Augen – **371298597497**
Rumpf – **149548649781**
Schwanz – **548731298741**
Flossen – **193061293648**
Skelett – **123751298741**
Blutsystem – **536391296781**
Atmungssystem – **531809369491**
Fischblase – **019516319891**
Verdauungssystem – **351294798751**
Ausscheidungssystem – **318749298641**
Nervensystem und Sinnesorgane – **359681298741**
Fortpflanzungsorgane – **306194506974**

Brachydanio – 581219319641
Kopf – **851749298741**
Augen – **019315719641**
Rumpf – **549831219641**
Schwanz – **508731209781**
Flossen – **649791219871**
Skelett – **589731289648**
Blutsystem – **506481206498**
Atmungssystem – **319871218749**
Fischblase – **019751219648**
Verdauungssystem – **368731298781**
Ausscheidungssystem – **358731298641**
Nervensystem und Sinnesorgane – **361204501498**
Fortpflanzungsorgane – **501604219718**

Brycinus – 508704298741
Kopf – **531294218741**
Augen – **649751218751**
Rumpf – **618361219749**
Schwanz – **485361319851**
Flossen – **158748749871**
Skelett – **495751569871**
Blutsystem – **536831298741**
Atmungssystem – **315751298741**
Fischblase – **318574789748**
Verdauungssystem – **315648758741**
Ausscheidungssystem – **301604898719**
Nervensystem und Sinnesorgane – **513848319641**
Fortpflanzungsorgane – **015364898741**

Panzerwels – 585751298641
Kopf – **319571219861**
Augen – **719875319648**
Rumpf – **651319851641**
Schwanz – **351297319647**
Flossen – **578641298648**
Skelett – **318751218749**
Blutsystem – **019561898741**
Atmungssystem – **015734898648**
Fischblase – **018351219641**
Verdauungssystem – **308648319741**
Ausscheidungssystem – **314871219649**
Nervensystem und Sinnesorgane – **316831219641**
Fortpflanzungsorgane – **351641219748**

Meergrundel – 019549219641
Kopf – **359854398748**
Augen – **064871219749**
Rumpf – **358361298741**
Schwanz – **539751298741**
Flossen – **315641219871**
Skelett – **539781219648**
Blutsystem – **539751298641**
Atmungssystem – **018751219641**
Fischblase – **364891298751**
Verdauungssystem – **358741398641**
Ausscheidungssystem – **309648519741**
Nervensystem und Sinnesorgane – **315601219891**
Fortpflanzungsorgane – **568519519891**

Moderlieschen – 308751219641
Kopf – **531014218741**
Augen – **589751219641**
Rumpf – **098641219748**
Schwanz – **064851753841**
Flossen – **058751298361**
Skelett – **389751365851**
Blutsystem – **859641298741**
Atmungssystem – **098731298641**
Fischblase – **315751298641**
Verdauungssystem – **094861294718**
Ausscheidungssystem – **051294291694**
Nervensystem und Sinnesorgane – **364871294891**
Fortpflanzungsorgane – **358731298641**

Schleierschwanz – 531064298748
Kopf – **357481298648**
Augen – **371218319641**
Rumpf – **636854296478**
Schwanz – **197531297841**
Flossen – **498781298641**
Skelett – **019549219648**
Blutsystem – **539861298741**
Atmungssystem – **019851298649**
Fischblase – **648781298741**
Verdauungssystem – **019681219748**
Ausscheidungssystem – **194871294688**
Nervensystem und Sinnesorgane – **549681298748**
Fortpflanzungsorgane – **461294219781**

Wasseraugengoldfisch – 536849237581
Kopf – **131854298749**
Augen – **364851219718**
Rumpf – **631274291878**
Schwanz – **316851688749**
Flossen – **139871239648**
Skelett – **131859639781**
Blutsystem – **369871319718**
Atmungssystem – **519681219731**
Fischblase – **398751298641**
Verdauungssystem – **368749519781**
Ausscheidungssystem – **019751219648**
Nervensystem und Sinnesorgane – **157364319891**
Fortpflanzungsorgane – **318548618714**

Schönflossige Rüsselbarbe – 537548598641
Kopf – **319019619641**
Augen – **598731361898**
Rumpf – **019851219649**
Schwanz – **378371298641**
Flossen – **198751218741**
Skelett – **534891219641**
Blutsystem – **539871219648**
Atmungssystem – **358741298649**
Fischblase – **319571219641**
Verdauungssystem – **019681219749**
Ausscheidungssystem – **539751298641**
Nervensystem und Sinnesorgane – **316871219878**
Fortpflanzungsorgane – **349864389751**

Pfuhlfisch – 381294361297
Kopf – **351364898741**
Augen – **301298701498**
Rumpf – **564061298794**
Schwanz – **194891298749**
Flossen – **157361219754**
Skelett – **364801219781**
Blutsystem – **354801219648**
Atmungssystem – **536861298741**
Fischblase – **351219718741**
Verdauungssystem – **019601209751**
Ausscheidungssystem – **371848519781**
Nervensystem und Sinnesorgane – **301609809701**
Fortpflanzungsorgane – **361298741898**

Gambusie – 309851298641
Kopf – **301204519714**
Augen – **019851219641**
Rumpf – **689731298781**
Schwanz – **519371298648**
Flossen – **195751296781**
Skelett – **175831298641**
Blutsystem – **019851219641**
Atmungssystem – **364871219891**
Fischblase – **315751219641**
Verdauungssystem – **369871219781**
Ausscheidungssystem – **369871219715**
Nervensystem und Sinnesorgane – **361219319714**
Fortpflanzungsorgane – **369851219751**

Beilbauchsalmler – 315851317891
Kopf – **369851219751**
Augen – **378571298641**
Rumpf – **315891219741**
Schwanz – **378561298371**
Flossen – **364851379871**
Skelett – **341298318781**
Blutsystem – **385748648741**
Atmungssystem – **197891298649**
Fischblase – **351298788648**
Verdauungssystem – **019751219648**
Ausscheidungssystem – **368741298741**
Nervensystem und Sinnesorgane – **301219319749**
Fortpflanzungsorgane – **361294298714**

Zwergkärpfling – 318014218617
Kopf – **159831219641**
Augen – **385781219741**
Rumpf – **649531218749**
Schwanz – **501298319648**
Flossen – **139648219781**
Skelett – **317581218749**
Blutsystem – **019641298718**
Atmungssystem – **049571298719**
Fischblase – **538361298741**
Verdauungssystem – **014297218591**
Ausscheidungssystem – **351296369871**
Nervensystem und Sinnesorgane – **361019219781**
Fortpflanzungsorgane – **589781219749**

Dreibandsalmler – 515781298641

Kopf – **318371298741**

Augen – **364851298741**

Rumpf – **649751297581**

Schwanz – **539681298741**

Flossen – **197841298748**

Skelett – **138751298748**

Blutsystem – **549781298749**

Atmungssystem – **361218718741**

Fischblase – **364851298741**

Verdauungssystem – **315781218681**

Ausscheidungssystem – **301859369861**

Nervensystem und Sinnesorgane – **351298751964**

Fortpflanzungsorgane – **368741298748**

Gymnocorymbus – 518531918361

Kopf – **361801218748**

Augen – **318751648749**

Rumpf – **198781298641**

Schwanz – **195781298749**

Flossen – **158751298641**

Skelett – **371214218781**

Blutsystem – **351218748981**

Atmungssystem – **368741298751**

Fischblase – **315731218748**

Verdauungssystem – **361297518781**

Ausscheidungssystem – **381294319641**

Nervensystem und Sinnesorgane – **351851219649**

Fortpflanzungsorgane – **351851219681**

Girardinus – 358731218751
Kopf – **831364898741**
Augen – **385748218749**
Rumpf – **368741519749**
Schwanz – **158751298741**
Flossen – **315751219641**
Skelett – **019871219641**
Blutsystem – **157361257981**
Atmungssystem – **369871378641**
Fischblase – **319871219648**
Verdauungssystem – **301271218749**
Ausscheidungssystem – **357871219648**
Nervensystem und Sinnesorgane – **317891217894**
Fortpflanzungsorgane – **315649219781**

Sumpfelritze – 157384219749
Kopf – **357364219784**
Augen – **019751219684**
Rumpf – **631851219785**
Schwanz – **198731298649**
Flossen – **319871369874**
Skelett – **158731298741**
Blutsystem – **539681219751**
Atmungssystem – **361218718741**
Fischblase – **139871219641**
Verdauungssystem – **019851219641**
Ausscheidungssystem – **318751218781**
Nervensystem und Sinnesorgane – **361019219781**
Fortpflanzungsorgane – **539831219648**

Bitterling – 364871219749
Kopf – **531078549641**
Augen – **158751218368**
Rumpf – **175831219364**
Schwanz – **534019819741**
Flossen – **358751368748**
Skelett – **185791319789**
Blutsystem – **356481379891**
Atmungssystem – **315648219749**
Fischblase – **198751298741**
Verdauungssystem – **361218988715**
Ausscheidungssystem – **175649758751**
Nervensystem und Sinnesorgane – **319061215749**
Fortpflanzungsorgane – **518312189749**

Roter Goldflecksalmler – 157316219871
Kopf – **315751219648**
Augen – **358731318648**
Rumpf – **536831219749**
Schwanz – **198741298751**
Flossen – **569751218641**
Skelett – **315718319781**
Blutsystem – **361218319715**
Atmungssystem – **318751218741**
Fischblase – **364871218781**
Verdauungssystem – **358751298641**
Ausscheidungssystem – **318781218641**
Nervensystem und Sinnesorgane – **358781218781**
Fortpflanzungsorgane – **598641298711**

Aphyosemion gularis coeruleum – 318571215618
Kopf – **158731218741**
Augen – **368571518641**
Rumpf – **567518318741**
Schwanz – **157315758641**
Flossen – **518315718781**
Skelett – **317851619719**
Blutsystem – **571891219648**
Atmungssystem – **513891693894**
Fischblase – **316318718749**
Verdauungssystem – **351291218641**
Ausscheidungssystem – **351898361381**
Nervensystem und Sinnesorgane – **309601298749**
Fortpflanzungsorgane – **351298748317**

Guppy – 185731219641
Kopf – **513831219748**
Augen – **369871318519**
Rumpf – **519871219641**
Schwanz – **516361219781**
Flossen – **381571219784**
Skelett – **369061219891**
Blutsystem – **351897318648**
Atmungssystem – **368751298791**
Fischblase – **898751218741**
Verdauungssystem – **368751298741**
Ausscheidungssystem – **019891219648**
Nervensystem und Sinnesorgane – **510641219781**
Fortpflanzungsorgane – **518719513614**

Gurami – 319316819814
Kopf – **519719819648**
Augen – **398641297378**
Rumpf – **549365898741**
Schwanz – **198751319648**
Flossen – **319871219681**
Skelett – **218751368781**
Blutsystem – **539751219871**
Atmungssystem – **315681219878**
Fischblase – **539851219641**
Verdauungssystem – **536851219748**
Ausscheidungssystem – **357542428731**
Nervensystem und Sinnesorgane – **398681219781**
Fortpflanzungsorgane – **396851298641**

Danio – 531297539641
Kopf – **369871219851**
Augen – **367851298641**
Rumpf – **519681219781**
Schwanz – **361249289741**
Flossen – **168749538581**
Skelett – **210149269781**
Blutsystem – **019536819419**
Atmungssystem – **348571248961**
Fischblase – **168781298731**
Verdauungssystem – **319061219871**
Ausscheidungssystem – **106875368791**
Nervensystem und Sinnesorgane – **309879369868**
Fortpflanzungsorgane –**161294298749**

Dermogenys – 361298731498
Kopf – **531294891748**
Augen – **164831298781**
Rumpf – **549878369581**
Schwanz – **109879839751**
Flossen – **549861298781**
Skelett – **197539898698**
Blutsystem – **519061219418**
Atmungssystem – **531601218749**
Fischblase – **178649068741**
Verdauungssystem – **619879369878**
Ausscheidungssystem – **148531218748**
Nervensystem und Sinnesorgane – **364878519648**
Fortpflanzungsorgane – **160869369491**

Dianema – 101219216497
Kopf – **315089379781**
Augen – **306495398749**
Rumpf – **509741569864**
Schwanz – **174839519648**
Flossen – **108539698741**
Skelett – **349871219868**
Blutsystem – **310148219749**
Atmungssystem – **316861216748**
Fischblase – **104894219748**
Verdauungssystem – **148361219781**
Ausscheidungssystem – **301291296498**
Nervensystem und Sinnesorgane – **364064219784**
Fortpflanzungsorgane – **301248249648**

Diskus – 108541208649
Kopf – **104061204989**
Augen – **157368319871**
Rumpf – **519879369864**
Schwanz – **548741248749**
Flossen – **108504209608**
Skelett – **019751219648**
Blutsystem – **598751219871**
Atmungssystem – **318751218781**
Fischblase – **364873218748**
Verdauungssystem – **019874219648**
Ausscheidungssystem – **068741219748**
Nervensystem und Sinnesorgane – **509874219867**
Fortpflanzungsorgane – **194591219871**

Zwergdrachenflosser – 594561294781
Kopf – **185361297371**
Augen – **397589698741**
Rumpf – **578371298781**
Schwanz – **519754898648**
Flossen – **198731298641**
Skelett – **192681298781**
Blutsystem – **539681298741**
Atmungssystem – **968731298781**
Fischblase – **196834898741**
Verdauungssystem – **064871219878**
Ausscheidungssystem – **318064218731**
Nervensystem und Sinnesorgane – **514219894318**
Fortpflanzungsorgane – **348564298731**

Perlen-Goldfisch – 315781219784
Kopf – **016498738541**
Augen – **196498368741**
Rumpf – **549898319648**
Schwanz – **197531297891**
Flossen – **649751298648**
Skelett – **354836198734**
Blutsystem – **016834219748**
Atmungssystem – **019837219649**
Fischblase – **194364898741**
Verdauungssystem – **091294298641**
Ausscheidungssystem – **397546217248**
Nervensystem und Sinnesorgane – **319314819817**
Fortpflanzungsorgane – **315894219781**

Aphyosemion calliurum ahli – 315891219641
Kopf – **318364219781**
Augen – **384591219641**
Rumpf – **648741294871**
Schwanz – **539781298741**
Flossen – **368371218748**
Skelett – **318781217498**
Blutsystem – **519681219781**
Atmungssystem – **368748518741**
Fischblase – **514291298741**
Verdauungssystem – **784861218749**
Ausscheidungssystem – **398731298751**
Nervensystem und Sinnesorgane – **368549298741**
Fortpflanzungsorgane – **318531298741**

Callycht – 153016219781
Kopf – **375781298641**
Augen – **351218748641**
Rumpf – **564871219781**
Schwanz – **538731298641**
Flossen – **531294298781**
Skelett – **689731298681**
Blutsystem – **513064213498**
Atmungssystem – **348751298681**
Fischblase – **194364898741**
Verdauungssystem – **368061298781**
Ausscheidungssystem – **319069198741**
Nervensystem und Sinnesorgane – **301219216498**
Fortpflanzungsorgane – **368748319741**

Callichthys – 315064298748
Kopf – **519316219781**
Augen – **509649789781**
Rumpf – **648361298741**
Schwanz – **514861298748**
Flossen – **508301298648**
Skelett – **019649519781**
Blutsystem – **315069216491**
Atmungssystem – **301298608361**
Fischblase – **351291298741**
Verdauungssystem – **016248219781**
Ausscheidungssystem – **049541249861**
Nervensystem und Sinnesorgane – **513064213498**
Fortpflanzungsorgane – **539751298641**

Callichthyidae – 015391215648
Kopf – **538371298748**
Augen – **618751298741**
Rumpf – **649371219748**
Schwanz – **538364568741**
Flossen – **619371219848**
Skelett – **169061219751**
Blutsystem – **531648371294**
Atmungssystem – **351294278741**
Fischblase – **149871249648**
Verdauungssystem – **016319219781**
Ausscheidungssystem – **139751298641**
Nervensystem und Sinnesorgane – **319061219648**
Fortpflanzungsorgane – **548731298741**

Karausche– 194364519749
Kopf – **351801298741**
Augen – **315731298751**
Rumpf – **536831297374**
Schwanz – **364831297368**
Flossen – **193648293751**
Skelett – **536497378749**
Blutsystem – **148364298751**
Atmungssystem – **315781219641**
Fischblase – **495736898741**
Verdauungssysteme – **019648519871**
Ausscheidungssystem – **397371298641**
Nervensystem und Sinnesorgane – **168364518748**
Fortpflanzungsorgane – **498753298741**

Kardinalfisch – 1095064498731

Kopf – **137537898741**

Augen – **368371298648**

Rumpf – **497375389649**

Schwanz – **139781298749**

Flossen – **183741519871**

Skelett – **680642987488**

Blutsystem – **134871298641**

Atmungssystem – **348371298748**

Fischblase – **149871249878**

Verdauungssystem – **648364248751**

Ausscheidungssystem – **371298571497**

Nervensystem und Sinnesorgane – **364831294871**

Fortpflanzungsorgane – **319649298741**

Beilbauchfisch – 315834298748

Kopf – **385719298741**

Augen – **198649298781**

Rumpf – **649371298749**

Schwanz – **159831316896**

Flossen – **394874598741**

Skelett – **135836939731**

Blutsystem – **549861249781**

Atmungssystem – **148731248741**

Fischblase – **155315718641**

Verdauungssystem – **316874216878**

Ausscheidungssystem – **319879319741**

Nervensystem und Sinnesorgane – **314519619781**

Fortpflanzungsorgane – **598749319681**

Karpfenfische – 348361298781
Kopf – **315364348749**
Auge – **389751298761**
Rumpf – **649751298741**
Schwanz – **378581298641**
Flossen – **194871219781**
Skelett – **298681297371**
Blutsystem – **519681219641**
Atmungssystem – **016498319781**
Fischblase – **197064297457**
Verdauungssystem – **396361371381**
Ausscheidungssystem – **397498798641**
Nervensystem und Sinnesorgane – **315681219731**
Fortpflanzungsorgane – **368751298741**

Fadenfisch – 153836198741
Kopf – **138751298741**
Augen – **536831898741**
Rumpf – **364871294788**
Schwanz – **159681298731**
Flossen – **314601294781**
Skelett – **198731298641**
Blutsystem – **519641219748**
Atmungssystem – **315871219741**
Fischblase – **368751218741**
Verdauungssystem – **364871298781**
Ausscheidungssystem – **361218319749**
Nervensystem und Sinnesorgane – **381498781681**
Fortpflanzungsorgane – **368741298781**

Dornfisch – 153836498741
Kopf – **539751298741**
Augen – **139751298741**
Rumpf – **615361298781**
Schwanz– **136871239718**
Flossen – **139785369861**
Skelett – **349851298741**
Blutsystem – **148781298641**
Atmungssystem – **361298378751**
Fischblase – **349371298741**
Verdauungssystem – **698731298741**
Ausscheidungssystem – **154871298781**
Nervensystem und Sinnesorgane – **364871264971**
Fortpflanzungsorgane – **369064549879**

Komet – 138731298791
Kopf – **351219318364**
Augen – **149871298741**
Rumpf – **064298519641**
Schwanz – **198781298741**
Flossen – **315781219361**
Skelett – **349875369879**
Blutsystem – **348751298741**
Atmungssystem – **368781298748**
Fischblase – **149871219741**
Verdauungssystem – **016549897541**
Ausscheidungssystem – **019317519749**
Nervensystem und Sinnesorgane – **314851219748**
Fortpflanzungsorgane – **368741319871**

Kongo – 354839369879

Kopf – **348751319878**

Augen – **361219898741**

Rumpf – **838754298734**

Schwanz - **348751368741**

Flossen – **194831294874**

Skelett – **313851298748**

Blutsystem – **313649513871**

Atmungssystem – **539361298741**

Fischblase – **194061294781**

Verdauungssystem – **068741298781**

Ausscheidungssystem – **918315319648**

Nervensystem und Sinnesorgane – **196494294891**

Fortpflanzungsorgane – **317518319781**

Forellensalmler – **582371298741**

Kopf – **546498298741**

Augen – **371294298751**

Rumpf – **649871298781**

Schwanz – **519751298641**

Flossen – **198751398641**

Skelett – **539648379871**

Blutsystem – **548731298641**

Atmungssystem – **351298748641**

Fischblase – **157364298781**

Verdauungssystem – **136498798751**

Ausscheidungssystem – **348731218741**

Nervensystem und Sinnesorgane – **519361219741**

Fortpflanzungsorgane – **538781298741**

Corydoras – 513751298371
Kopf – **564361298741**
Augen – **498771898748**
Rumpf – **149861518731**
Schwanz – **539651298741**
Flossen – **158361298751**
Skelett – **149871219731**
Blutsystem – **549871219641**
Atmungssystem – **368371298741**
Fischblase – **355715368718**
Verdauungssystem – **317891217898**
Ausscheidungssystem – **537837319641**
Nervensystem und Sinnesorgane – **316851219781**
Fortpflanzungsorgane – **319871219781**

Corynopoma – 315531898748
Kopf – **317364298784**
Augen – **157378316314**
Rumpf – **348371218741**
Schwanz – **137378588488**
Flossen – **173749319648**
Skelett – **315831219748**
Blutsystem – **314851219614**
Atmungssystem – **3138571368748**
Fischblase – **316061219641**
Verdauungssystem – **398748781974**
Ausscheidungssystem – **378374298748**
Nervensystem und Sinnesorgane – **364851219641**
Fortpflanzungsorgane – **348681298781**

Altolamprologus compressiceps – 313851219741
Kopf – **315751298641**
Augen – **364871219891**
Rumpf – **519719819641**
Schwanz – **316541219878**
Flossen – **539874219748**
Skelett – **149859369871**
Blutsystem – **518741218749**
Atmungssystem – **139681219874**
Fischblase – **549871298741**
Verdauungssystem – **369851298741**
Ausscheidungssystem – **361534298741**
Nervensystem und Sinnesorgane – **315741219781**
Fortpflanzungsorgane – **354851298731**

Costello-Salmler – 531064298748
Kopf – **588571298641**
Augen – **684751271489**
Rumpf – **649871298718**
Schwanz– **375361298749**
Flossen – **198731298648**
Skelett – **498751219641**
Blutsystem – **578731298641**
Atmungssystem – **364541298781**
Fischblase – **149871298741**
Verdauungssystem – **364801298741**
Ausscheidungssystem – **016549217548**
Nervensystem und Sinnesorgane – **519751219641**
Fortpflanzungsorgane – **548641298741**

Rotkarpfen – 121538368741
Kopf – **544810219641**
Auge – **313851369871**
Rumpf – **648741219781**
Schwanz – **198712149812**
Flossen – **498731298641**
Skelett – **153871316971**
Blutsystem – **318781219641**
Atmungssystem – **194681294719**
Fischblase – **519641319781**
Verdauungssystem – **538741298751**
Ausscheidungssystem – **364871298741**
Nervensystem und Sinnesorgane – **168061298741**
Fortpflanzungsorgane – **317541218748**

Xenotoca – 137518319648
Kopf – **519751219741**
Augen – **348751298741**
Rumpf – **681318319751**
Schwanz – **317518139741**
Flossen – **518364518731**
Skelett – **317819619751**
Blutsystem – **568374898741**
Atmungssystem – **315378398648**
Fischblase – **314851319641**
Verdauungssystem – **378361298741**
Ausscheidungssystem – **313854898741**
Nervensystem und Sinnesorgane – **315364898781**
Fortpflanzungsorgane – **368371218748**

Xiphophorus – 353149293748
Kopf – **138741298748**
Augen – **371549398371**
Rumpf – **693751298741**
Schwanz – **319751298731**
Flossen – **198751316478**
Skelett – **475789369781**
Blutsystem – **519317519819**
Atmungssystem – **316485139691**
Fischblase – **317571318781**
Verdauungssystem – **751891219641**
Ausscheidungssystem – **019751219681**
Nervensystem und Sinnesorgane – **351898319781**
Fortpflanzungsorgane – **348361298741**

Ctenopoma – 358741298781
Kopf – **138564898741**
Augen – **364871219851**
Rumpf – **648751298641**
Schwanz – **194371294851**
Flossen – **361298751898**
Skelett – **519751298641**
Blutsystem – **371218918641**
Atmungssystem – **351891298641**
Fischblase – **197371298641**
Verdauungssystem – **364871298741**
Ausscheidungssystem – **019061298718**
Nervensystem und Sinnesorgane – **513641298741**
Fortpflanzungsorgane – **531891291798**

Spitzschwanzmakropode – 134871298641
Kopf – **138751298741**
Augen – **357371298641**
Rumpf – **136851298741**
Schwanz – **375891219741**
Flossen – **498731298641**
Skelett – **374851298641**
Blutsystem – **315371298741**
Atmungssystem – **315781298741**
Fischblase – **468518318741**
Verdauungssystem – **318371381941**
Ausscheidungssystem – **358371364841**
Nervensystem und Sinnesorgane – **318571219641**
Fortpflanzungsorgane – **581294218319**

Curviceps – 158371218371
Kopf – **358641298741**
Augen – **649871219741**
Rumpf – **519871219641**
Schwanz – **598731298741**
Flossen – **194851294851**
Skelett – **648571298741**
Blutsystem – **378741298781**
Atmungssystem – **519781298781**
Fischblase – **618361219781**
Verdauungssystem – **319871289781**
Ausscheidungssystem – **534871298718**
Nervensystem und Sinnesorgane – **198681298741**
Fortpflanzungsorgane – **513831298731**

Fransenlipper – 351316518371
Kopf – **319871219741**
Augen – **357378139641**
Rumpf – **149531298741**
Schwanz – **539681298741**
Flossen – **378748319649**
Skelett – **314851219371**
Blutsystem – **518641218648**
Atmungssystem – **398781298754**
Fischblase – **198748298781**
Verdauungssystem – **598641298748**
Ausscheidungssystem – **315891319641**
Nervensystem und Sinnesorgane – **517319898741**
Fortpflanzungsorgane – **368731598741**

Neolamprologus cylindricus – 364871298741
Kopf – **589751298641**
Augen – **498751297378**
Rumpf – **684361294788**
Schwanz – **597314297498**
Flossen – **198741298748**
Skelett – **195751295641**
Blutsystem – **368571298741**
Atmungssystem – **385741498751**
Fischblase – **368751298741**
Verdauungssystem – **197531498584**
Ausscheidungssystem – **349561298741**
Nervensystem und Sinnesorgane – **317851217549**
Fortpflanzungsorgane – **394641898751**

Lebistes – 315851219741
Kopf – **539681298731**
Augen – **368781298741**
Rumpf – **198751298731**
Schwanz – **149781298748**
Flossen – **148364859781**
Skelett – **398371298748**
Blutsystem – **534871298741**
Atmungssystem – **531298718741**
Fischblase – **149361298731**
Verdauungssystem – **315371217378**
Ausscheidungssystem – **315361371819**
Nervensystem und Sinnesorgane – **316851219749**
Fortpflanzungsorgane – **519371219714**

Poecilia caudofasciata – 315364589781
Kopf – **539751319641**
Augen – **368751318751**
Rumpf – **631898318731**
Schwanz – **519641219748**
Flossen – **649871319741**
Skelett – **368751219871**
Blutsystem – **369831298751**
Atmungssystem – **310149210498**
Fischblase – **349871219878**
Verdauungssystem – **364801219649**
Ausscheidungssystem – **359751219641**
Nervensystem und Sinnesorgane – **589781219784**
Fortpflanzungsorgane – **513874219781**

Streifenhechtling – 583681219741
Kopf – **538641219748**
Augen – **319871219648**
Rumpf – **598731218748**
Schwanz – **198549219741**
Flossen – **175831219748**
Skelett – **489641749751**
Blutsystem – **368751218741**
Atmungssystem – **369715898731**
Fischblase – **139751298741**
Verdauungssystem – **361851219781**
Ausscheidungssystem – **378741278498**
Nervensystem und Sinnesorgane – **689751298741**
Fortpflanzungsorgane – **548731298731**

Harnischwels – 318549619741
Kopf – **548731219748**
Augen –**139751219781**
Rumpf – **316519319781**
Schwanz – **359648519781**
Flossen – **368319519781**
Skelett – **139648378781**
Blutsystem – **519691219781**
Atmungssystem – **351891219749**
Fischblase – **198741298681**
Verdauungssystem – **171219519681**
Ausscheidungssystem – **371298398741**
Nervensystem und Sinnesorgane – **315501219641**
Fortpflanzungsorgane – **149061219871**

Löwenkopf-Goldfisch – 168074298371
Kopf – **598371298649**
Augen – **138316518741**
Rumpf – **689531219718**
Schwanz – **519061219749**
Flossen – **198731298641**
Skelett – **549751218741**
Blutsystem – **158361219749**
Atmungssystem – **358641219741**
Fischblase – **106541298741**
Verdauungssystem – **301291298741**
Ausscheidungssystem – **368749298741**
Nervensystem und Sinnesorgane – **361219019741**
Fortpflanzungsorgane – **351294298741**

Dicklippiger Fadenfisch – 313854369751
Kopf – **361219217519**
Augen – **358371219641**
Rumpf – **368751298731**
Schwanz – **357584298748**
Flossen – **198741298641**
Skelett– **531894298748**
Blutsystem – **197364298748**
Atmungssystem – **157364298748**
Fischblase – **649371298741**
Verdauungssystem – **019684219751**
Ausscheidungssystem – **301294219748**
Nervensystem und Sinnesorgane – **358371298641**
Fortpflanzungsorgane – **598741298751**

Zwergfadenfisch – 315317898718
Kopf – **364851298741**
Augen – **364871298751**
Rumpf – **658731298741**
Schwanz – **369871298741**
Flossen – **198751298641**
Skelett – **369751298741**
Blutsystem – **371298518741**
Atmungssystem – **361064518751**
Fischblase – **197534898740**
Verdauungssystem – **531898518371**
Ausscheidungssystem – **368371298741**
Nervensystem und Sinnesorgane – **318361218741**
Fortpflanzungsorgane – **315361215718**

Makropode – 195731298741
Kopf – **197538369871**
Augen – **361219298791**
Rumpf – **519871298641**
Schwanz – **193871293749**
Flossen – **149751298741**
Skelett – **138749298641**
Blutsystem – **539751219641**
Atmungssystem – **318751219641**
Fischblase – **174871319641**
Verdauungssystem – **316854319871**
Ausscheidungssystem – **349874219878**
Nervensystem und Sinnesorgane – **319681219649**
Fortpflanzungsorgane – **369869319749**

Bassamsalmler– 358371298671
Kopf – **531894219748**
Augen – **539751219871**
Rumpf – **537874898364**
Schwanz – **519731219754**
Flossen – **898571368374**
Skelett – **398731298641**
Blutsystem – **519751219641**
Atmungssystem – **501219519648**
Fischblase – **498731218749**
Verdauungssystem – **369781219781**
Ausscheidungssystem – **375891219641**
Nervensystem und Sinnesorgane – **898741319751**
Fortpflanzungsorgane – **549861219781**

Schwertträger – 135751369781
Kopf – **139751298751**
Augen – **316854319648**
Rumpf – **145751298641**
Schwanz – **368741298781**
Flossen – **134851298741**
Skelett – **519361219781**
Blutsystem – **539641298781**
Atmungssystem – **639751298741**
Fischblase – **139871239648**
Verdauungssystem – **548751298781**
Ausscheidungssystem – **315751518641**
Nervensystem und Sinnesorgane – **537518319641**
Fortpflanzungsorgane – **317364897548**

Brillantsalmler – 315361298741
Kopf – **378741298781**
Augen – **598641298751**
Rumpf – **658731298741**
Schwanz – **364871219781**
Flossen – **198731298748**
Skelett – **368751298741**
Blutsystem – **195731295641**
Atmungssystem – **364519519871**
Fischblase –**139871298741**
Verdauungssystem – **368751589751**
Ausscheidungssystem – **373831319641**
Nervensystem und Sinnesorgane – **519741298781**
Fortpflanzungsorgane – **158641298781**

Mollienesia – 534871298648
Kopf – **138751218641**
Augen – **359751298741**
Rumpf – **315741219641**
Schwanz – **531831298741**
Flossen – **198371358641**
Skelett – **519751219641**
Blutsystem – **589751319641**
Atmungssystem – **389781219641**
Fischblase – **385361219781**
Verdauungssystem – **358751219871**
Ausscheidungssystem – **378751369871**
Nervensystem und Sinnesorgane – **319851519641**
Verdauungsorgane – **316871219859**

Nanderbarsch – 318371218749
Kopf – **358751219749**
Augen – **198731219748**
Rumpf – **589361219781**
Schwanz – **158731218749**
Flossen – **194851294878**
Skelett – **138649838741**
Blutsystem – **539831219641**
Atmungssystem – **319701219648**
Fischblase – **184871294788**
Verdauungssystem – **016498319781**
Ausscheidungssystem – **539871298749**
Nervensystem und Sinnesorgane – **315731219648**
Fortpflanzungsorgane – **519374219749**

Nannaethiops – 313894219749
Kopf – **369831219748**
Augen – **348741319641**
Rumpf – **518371219748**
Schwanz – **138751218749**
Flossen – **196498738741**
Skelett – **539741219748**
Blutsystem – **319751219748**
Atmungssystem – **519361378519**
Fischblase – **159749898741**
Verdauungssystem – **519649898751**
Ausscheidungssystem – **379871298751**
Nervensystem und Sinnesorgane – **364851298741**
Fortpflanzungsorgane – **589731298741**

Kurzbinden-Schrägschwimmer – 318374218741
Kopf – **538781319641**
Augen – **598751218741**
Rumpf – **549518319751**
Schwanz – **198751298641**
Flossen – **689751298748**
Skelett – **145751298741**
Blutsystem – **318741218751**
Atmungssystem – **317548319649**
Fischblase – **178371218741**
Verdauungssystem – **368751218748**
Ausscheidungssystem – **359361219781**
Nervensystem und Sinnesorgane – **519371219648**
Fortpflanzungsorgane – **398751298641**

Sonnenbarsch – 358371219641
Kopf – **519318316891**
Augen – **389371219748**
Rumpf – **198371218748**
Schwanz – **193681219751**
Flossen – **368751298731**
Skelett – **391218791491**
Blutsystem – **518731218781**
Atmungssystem – **369751298741**
Fischblase – **317489319641**
Verdauungssystem – **198731298641**
Ausscheidungssystem – **315751218748**
Nervensystem und Sinnesorgane – **318731218749**
Fortpflanzungsorgane – **539751298641**

Flußbarsch – 138571298641
Kopf – **519681219781**
Augen – **369751219781**
Rumpf – **194861298741**
Schwanz – **368731218741**
Flossen – **193531298641**
Skelett– **360124219781**
Blutsystem – **355718319641**
Atmungssystem – **538731298741**
Fischblase – **139831298741**
Verdauungssystem – **149871219641**
Ausscheidungssystem – **019061298741**
Nervensystem und Sinnesorgane – **519751298641**
Fortpflanzungsorgane – **539641298741**

Tancho Oranda Goldfisch – 839731218648
Kopf – **519571219871**
Augen – **315571898641**
Rumpf – **649751219871**
Schwanz – **315319899751**
Flossen – **689751219678**
Skelett– **319751219681**
Blutsystem – **509601209648**
Atmungssystem – **149751219781**
Fischblase – **498731298641**
Verdauungssystem – **194361298741**
Ausscheidungssystem – **315751219641**
Nervensystem und Sinnesorgane – **179871319641**
Fortpflanzungsorgane – **368371218741**

Gemeiner Hechtling – 313849213649
Kopf – **315319819641**
Augen – **318751218741**
Rumpf – **598741298641**
Schwanz – **519681219781**
Flossen – **319751316851**
Skelett – **129751369871**
Blutsystem – **539641298741**
Atmungssystem – **358751218741**
Fischblase – **198751298641**
Verdauungssystem – **018641218715**
Ausscheidungssystem – **398715618748**
Nervensystem und Sinnesorgane – **316891319648**
Fortpflanzungsorgane – **518319316491**

Pulchripinnis – 513149158641
Kopf – **618731218741**
Augen – **398751298641**
Rumpf – **649531298731**
Schwanz – **378531298641**
Flossen – **198371298641**
Skelett – **019851219641**
Blutsystem – **539641298751**
Atmungssystem – **197378519648**
Fischblase – **164851298741**
Verdauungssystem – **139871319641**
Ausscheidungssystem – **315751219641**
Nervensystem und Sinnesorgane – **317561219871**
Fortpflanzungsorgane – **519871219781**

Rasbora – 313851213681
Kopf – **614016219784**
Augen – **378571298641**
Rumpf – **158741298641**
Schwanz – **519371219648**
Flossen – **198731298648**
Skelett – **219361298789**
Blutsystem – **539641298741**
Atmungssystem – **537891298641**
Fischblase – **019691219684**
Verdauungssystem – **536871298731**
Ausscheidungssystem – **313851219648**
Nervensystem und Sinnesorgane – **169831219781**
Fortpflanzungsorgane – **539641298781**

Blaubarsch – 518371219641
Kopf – **358371298731**
Augen – **364871298751**
Rumpf – **598681298741**
Schwanz – **198371298648**
Flossen – **164871298748**
Skelett – **139751298641**
Blutsystem – **513831219681**
Atmungssystem – **315751219641**
Fischblase – **318371218741**
Verdauungssystem – **689751219781**
Ausscheidungssystem – **398731298641**
Nervensystem und Sinnesorgane – **313831219781**
Fortpflanzungsorgane – **319851219741**

Goldfisch – 518318888849
Kopf – **319888317549**
Augen – **489751219064**
Rumpf – **687371218749**
Schwanz – **138731009316**
Flossen – **498371298741**
Skelett – **159891219648**
Blutsystem – **519371219648**
Atmungssystem – **598741298749**
Fischblase – **198731298641**
Verdauungssystem – **598731298748**
Ausscheidungssystem – **139758319648**
Nervensystem und Sinnesorgane – **359681298741**
Fortpflanzungsorgane – **519781219718**

Regenbogenfisch – 519318619714
Kopf – **519781219688**
Augen – **019751219849**
Rumpf – **518641219781**
Schwanz – **317514217548**
Flossen – **198371298641**
Skelett – **534831219641**
Blutsystem – **351364871318**
Atmungssystem – **316871219874**
Fischblase – **198749219741**
Verdauungssystem – **531891219741**
Ausscheidungssystem – **369871298371**
Nervensystem und Sinnesorgane – **319648519741**
Fortpflanzungsorgane – **318371318518**

Serpasalmler – 148851218371
Kopf – **568741298648**
Augen – **368751298749**
Rumpf – **139751219641**
Schwanz – **198315898741**
Flossen – **138771519641**
Skelett – **518649519731**
Blutsystem – **509601209641**
Atmungssystem – **309751298641**
Fischblase – **016498519751**
Verdauungssystem – **398751318749**
Ausscheidungssystem – **369751219751**
Nervensystem und Sinnesorgane – **368319519648**
Fortpflanzungsorgane – **538731219758**

Diskuss – 315751219648
Kopf – **319019519641**
Augen – **319871219731**
Rumpf – **598741298648**
Schwanz – **539641298749**
Flossen – **198731298741**
Skelett – **368751298751**
Blutsystem – **598731298641**
Atmungssystem – **369061298741**
Fischblase – **198731298641**
Verdauungssystem – **398751298641**
Ausscheidungssystem – **368731298741**
Nervensystem und Sinnesorgane – **315317319891**
Fortpflanzungsorgane – **398641298751**

Blattflosser – 361294298731
Kopf – **359871298641**
Augen – **371294298648**
Rumpf – **581298738641**
Schwanz – **193681298749**
Flossen – **354831298751**
Skelett – **139681298731**
Blutsystem – **375491298748**
Atmungssystem – **364871379851**
Fischblase – **361294298731**
Verdauungssystem – **316891219751**
Ausscheidungssystem – **398751298749**
Nervensystem und Sinnesorgane – **315319319641**
Fortpflanzungsorgane – **319751219648**

Silberstreifen Panzerwels – 315751219648
Kopf – **319741219781**
Augen – **348371218371**
Rumpf – **519649819741**
Schwanz – **518731218749**
Flossen – **198731789741**
Skelett – **138361218715**
Blutsystem – **538649518781**
Atmungssystem – **315751219648**
Fischblase – **149871219748**
Verdauungssystem – **319061219781**
Ausscheidungssystem – **539751219641**
Nervensystem und Sinnesorgane – **509604219781**
Fortpflanzungsorgane – **317548319649**

Schrägschwimmer – 318016019714
Kopf – **531831219648**
Augen – **498741298749**
Rumpf – **569731298741**
Schwanz – **519681298731**
Flossen – **198361298749**
Skelett – **317531589641**
Blutsystem – **598741298781**
Atmungssystem – **193361298741**
Fischblase – **194361298741**
Verdauungssystem – **134891298741**
Ausscheidungssystem – **396489379471**
Nervensystem und Sinnesorgane – **315361219781**
Fortpflanzungsorgane – **361314218748**

Trachycorystes – 145751298641
Kopf – **519091369871**
Augen – **379859698741**
Rumpf – **659751298781**
Schwanz – **193648519781**
Flossen – **369871298781**
Skelett – **219681218741**
Blutsystem – **519531219641**
Atmungssystem – **368371298741**
Fischblase – **391294218714**
Verdauungssystem – **368371298781**
Ausscheidungssystem – **351294298741**
Nervensystem und Sinnesorgane – **364801298641**
Fortpflanzungsorgane – **315551219641**

Trichopsis – 313894219641
Kopf – **519371219648**
Augen – **398751298741**
Rumpf – **159751298681**
Schwanz – **313831319751**
Flossen – **378741219748**
Skelett – **159751298641**
Blutsystem – **594361298741**
Atmungssystem – **598371298741**
Fischblase – **198364898749**
Verdauungssystem – **378751298641**
Ausscheidungssystem – **315061219641**
Nervensystem und Sinnesorgane – **315781219784**
Fortpflanzungsorgane – **368371219751**

Laube – 158731219374
Kopf – **549631219851**
Augen – **375831298641**
Rumpf – **651314218741**
Schwanz – **139831298741**
Flossen – **108749898781**
Skelett – **519731219648**
Blutsystem – **513861219748**
Atmungssystem – **315371219641**
Fischblase – **317594818418**
Verdauungssystem – **314851219641**
Ausscheidungssystem – **378741219871**
Nervensystem und Sinnesorgane – **369871219648**
Fortpflanzungsorgane – **539681298749**

Phalloceros – 310149219748
Kopf – **539641298781**
Augen – **369871298749**
Rumpf – **598741219878**
Schwanz – **598728368741**
Flossen – **314851214898**
Skelett – **315361219718**
Blutsystem – **539831219648**
Atmungssystem – **139751298641**
Fischblase – **136831219781**
Verdauungssystem – **318371218749**
Ausscheidungssystem – **398751298741**
Nervensystem und Sinnesorgane – **369871219741**
Fortpflanzungsorgane – **349874519878**

Formosa – 138361218749
Kopf – **519371219748**
Augen – **369871219316**
Rumpf – **517318519681**
Schwanz – **138371218749**
Flossen – **513361219748**
Skelett – **536831298741**
Blutsystem – **368371298741**
Atmungssystem – **537581218364**
Fischblase – **316519318718**
Verdauungssystem – **531831219641**
Ausscheidungssystem – **378361298781**
Nervensystem und Sinnesorgane – **315641215718**
Fortpflanzungsorgane – **598731298641**

Fundulus – 310149210498
Kopf – **539641298741**
Augen – **397841298731**
Rumpf – **536831298748**
Schwanz – **513831948938**
Flossen – **198681298741**
Skelett – **318718319641**
Blutsystem – **315618319741**
Atmungssystem – **314891219749**
Fischblase – **198319718741**
Verdauungssystem – **313651319871**
Ausscheidungssystem – **398731298734**
Nervensystem und Sinnesorgane – **319681219519**
Fortpflanzungsorgane – **513831219648**

Maulbrüter – 348361298741
Kopf – **319061219781**
Augen – **351298361748**
Rumpf – **548741298648**
Schwanz – **519741219641**
Flossen – **358361298741**
Skelett – **139751219871**
Blutsystem – **539641298781**
Atmungssystem – **369871298741**
Fischblase – **319751219681**
Verdauungssystem – **361219871316**
Ausscheidungssystem – **359871219681**
Nervensystem und Sinnesorgane – **519871219641**
Fortpflanzungsorgane – **316019219781**

Characinidae – 513831219751
Kopf – **539641219871**
Augen – **369874519751**
Rumpf – **519601219641**
Schwanz – **369061219871**
Flossen – **198731298641**
Skelett – **359751219641**
Blutsystem – **539751298741**
Atmungssystem – **318061219751**
Fischblase – **198361298741**
Verdauungssystem – **316064898751**
Ausscheidungssystem – **019564019751**
Nervensystem und Sinnesorgane – **519681219751**
Fortpflanzungsorgane – **519871219748**

Kleiner Maulbrüter – 531821218498
Kopf – **139751219861**
Augen – **319781219749**
Rumpf – **598648597491**
Schwanz – **319681219781**
Flossen – **310149519648**
Skelett – **310148519748**
Blutsystem – **598641298741**
Atmungssystem – **589361389381**
Fischblase – **561219319871**
Verdauungssystem – **539751298641**
Ausscheidungssystem – **378641298748**
Nervensystem und Sinnesorgane – **364831298741**
Fortpflanzungsorgane – **316891519781**

Cichlasoma – 353518498741
Kopf – **368741298749**
Augen – **198751298641**
Rumpf – **519871219641**
Schwanz – **539871319754**
Flossen – **548641298741**
Skelett – **193541298641**
Blutsystem – **539871219741**
Atmungssystem – **539618319781**
Fischblase – **139871298791**
Verdauungssystem – **698731298741**
Ausscheidungssystem – **351219898741**
Nervensystem und Sinnesorgane – **315641219748**
Fortpflanzungsorgane – **581294219781**

Steinbeißer– 135831298741
Kopf – **519317518648**
Augen – **319751219741**
Rumpf – **618361219749**
Schwanz – **315318319741**
Flossen – **519518319741**
Skelett – **819513819641**
Blutsystem – **319641219748**
Atmungssystem – **539641219748**
Fischblase – **108641218498**
Verdauungssystem – **379871298748**
Ausscheidungssystem – **369061298741**
Nervensystem und Sinnesorgane – **315319019614**
Fortpflanzungsorgane – **538731298741**

Calico-Goldfisch – 310149898741
Kopf – **518749218641**
Augen – **319851219641**
Rumpf – **659751219741**
Schwanz – **198361219741**
Flossen – **519831219641**
Skelett – **519371219641**
Blutsystem – **509061219741**
Atmungssystem – **598681298751**
Fischblase – **509751298641**
Verdauungssystem – **069615519781**
Ausscheidungssystem – **398731298741**
Nervensystem und Sinnesorgane – **598731298641**
Fortpflanzungsorgane – **601219319781**

Flugbarbe – 358371298741
Kopf – **308641298748**
Augen – **195371298641**
Rumpf – **598731298681**
Schwanz – **358731298641**
Flossen – **371218318371**
Skelett – **319361219751**
Blutsystem – **539601298741**
Atmungssystem – **315701219781**
Fischblase – **598731298641**
Verdauungssystem – **019364219781**
Ausscheidungssystem – **539371219641**
Nervensystem und Sinnesorgane – **369891298641**
Fortpflanzungsorgane – **319701219648**

Elassoma – 359371298364
Kopf – **549371298741**
Augen – **689371298741**
Rumpf – **501219369871**
Schwanz – **598731298749**
Flossen – **198731298648**
Skelett – **536871297594**
Blutsystem – **593871293749**
Atmungssystem – **537589598641**
Fischblase – **317519898371**
Verdauungssystem – **136831219781**
Ausscheidungssystem – **315751298671**
Nervensystem und Sinnesorgane – **319061219748**
Fortpflanzungsorgane – **319751318753**

Chapers Hechtling – 313831219751
Kopf – **138751218641**
Augen – **539681298731**
Rumpf – **568738319834**
Schwanz – **539631298731**
Flossen – **198731298751**
Skelett – **319871219641**
Blutsystem – **019641219581**
Atmungssystem – **539601219891**
Fischblase – **016314898751**
Verdauungssystem – **095371298641**
Ausscheidungssystem – **315371389371**
Nervensystem und Sinnesorgane – **358361289371**
Fortpflanzungsorgane – **318361218349**

Glühlichtsalmler – 315381298641
Kopf – **538019519641**
Augen – **368751298781**
Rumpf – **549361219781**
Schwanz – **538751238641**
Flossen – **198731298641**
Skelett – **319751219781**
Blutsystem – **019615219781**
Atmungssystem – **539681219781**
Fischblase – **198751298641**
Verdauungssystem – **069531298741**
Ausscheidungssystem – **535371219871**
Nervensystem und Sinnesorgane – **501891099641**
Fortpflanzungsorgane – **519061219641**

Etroplus – 513531898731
Kopf – **317871219641**
Augen – **619531219781**
Rumpf – **319751219681**
Schwanz – **534871298741**
Flossen – **198371298741**
Skelett – **858361293751**
Blutsystem – **519681298731**
Atmungssystem – **018641518748**
Fischblase – **319751219781**
Verdauungssystem – **131831319681**
Ausscheidungssystem – **310149519681**
Nervensystem und Sinnesorgane – **358319618748**
Fortpflanzungsorgane – **601519519681**

Krankheiten der Aquarienfische – 319819514
Infektionskrankheiten – 198319519

Pseudomotosis – 313851498
(Geschwürkrankheit) Erreger – Wassermikroorganismen.
Symptome: Bildung von dunklen Flecken auf dem Fischkörper, die nach einiger Zeit in rötliche Geschwüre übergehen.

Lymphocystose – 315314831
Der Erreger – ein Virus.
Am anfälligsten: Labyrinthfische-Fadenfische, Makropoden; Buntbarsche – Rabenfische, Pfauenaugenbuntbarsche, Blattflosser, Fundulusse. Symptome: auf der Hautoberfläche, den Flossen, auf den Augen entstehen gräuliche Knötchen oder flache Wucherungen.

Aeromonosis – 313864851
(Röteln der Karpfen, Bauchwassersucht, Schuppenzausen)
Der Erreger – Bakterien.
Im Anfangsstadium steigen die Schuppen des Fisches hoch. Kranke Fische sind inaktiv, liegen auf dem Grund, hören auf zu essen, der Bauch schwillt an, auf dem Körper und den Flossen entstehen rote Blutflecken.

Mykobakteriose – 513831484
(Tuberkulose der Fische)
Der Erreger – Mikroorganismen. Symptome: die Fische verweigern die Nahrung, verstecken sich in abgelegenen Orten, meist am Aquariumboden. Am Anfang der Krankheit sind die Bewegungen verlangsamt, am Ende – sehr schnell, unberechenbar. Die Fische

schwimmen mit dem Bauch nach oben auf der Wasseroberfläche, oder auf der Seite - am Boden.

Papillomatosis – 313801518
Der Erreger – ein Virus. Meist erkranken Labyrinthfische-Fadenfische, gestreifte Fadenfische, Zwergfadenfische, dicklippige Fadenfische. Symptome: Tumorwachstum einer grau-weißen Farbe der Größe zwischen einem Hirsekorn und einem Linsenkorn auf den Flossen, im Bereich der Kiemendeckel und an den Rändern der Mundöffnung.

Myxobakteriose – 016498314
Die Erreger sind Mikroorganismen in Form von länglichen Stäbchen.
Meist verläuft die Krankheit akut mit Befall des Kiemenapparates und der Hautoberfläche. Beim Befall der Kiemen treten bei Fischen Anzeichen von Erstickung auf.

Branchiomycosis– 513014219
(Kiemenfäule)
Der Erreger – Pilze.
Symptome – die Fische verweigern die Nahrungsaufnahme, sammeln sich in der Nähe von Filtern, wo frisches Wasser ist, legen sich auf die Seite.

Ichthyophthiriose – 064549514
Der Erreger wuchert in der Haut, den Kiemen und der Augenhornhaut. Auf dem Körper bildet sich allmählich ein Höcker bis zu 1mm, als ob die Fische mit Grieß bestreut wären.

Dermatomykose – 689371048
(Saprolengiose)
Die Erreger sind Pilze.
Die Symptome des Anfangsstadiums - auf der Hautoberfläche bilden sich senkrecht abgehende weiße Fäden, dann entsteht eine baumwollartige Schicht auf dem Körper, den Flossen und Lippen.

Kostikose – 389049571
Die Erreger sind Mikroorganismen.
Symptome: auf der Fischhaut entsteht ein blau-grauer Schleimfilm. Die Fische verhalten sich unruhig, reiben sich an Gegenständen und Pflanzen, sind Futter gegenüber passiv. Wegen Kiemenläsionen erstickt der Fisch, hält sich ständig an der Wasseroberfläche.

Chilodonella – 315751217
Der Erreger sind Aufgußtierchen. Die Voraussetzung für die Entwicklung der Krankheit ist die Senkung der Wassertemperatur auf 5-10°C. Symptome: der Fischkörper bedeckt sich mit einem blaumatten Belag. Die Fische schwimmen schaukelnd, reiben sich am Boden und Pflanzen, die Flossen verkleben, eine Passivität zum Futter entsteht.

Oodinium – 548361581
Meist erkranken Kardinalfische, Daniofische, Rasbora, Barbusfische.
Symptome: auf Haut-und Flossenoberfläche entstehen kleine weiße und graue Knötchen, als ob der Fisch mit feinem Sand überseht wäre. Bei fortschreitender Krankheit verschwimmen die Knoten zu einem kompletten grauen Belag auf Augen und Kiemen, die Haut

schält sich.

Neonkrankheit – 315751219
Meist erkranken Neonfische und kleine Karpfen.
Der Erreger – Protozoen.
Symptome: an manchen Körperbereichen verlieren die Fische ihre Farbe, der Körper wird teilweise transparent. Die Fische sind geschwächt, verlieren den Appetit und nehmen ab.

Gyrodactylus – 318317514
Der Erreger – ein Wurm der Größe 1x0,15 mm. Meist erkranken Karpfenfische (Goldfische, Barbusfische).
Symptome: die Fische verhalten sich unruhig, kratzen sich ständig an Unterwassergegenständen. Der Körper bedeckt sich mit weißen Flecken oder blau-grauem Belag, der aus Schleim besteht, die Haut stirbt ab, von den Flossen bleiben frei abstehende Strahlen übrig.

Dactylogyrus – 518318714
Der Erreger - Würmer. Meist erkranken Warmwasserfische.
Symptome: ungleichmäßige Färbung der Flossen und viel Schleimbildung. Der Fisch ist unruhig, steigt an die Wasseroberfläche, schluckt Luft. Die betroffenen Kiemen gehen mit fortschreitender Krankheit kaputt.

Hydra – 148549648
Hydra befällt die Fischbrut. Kann den gesamten Satz vernichten.

Planariidae – 518318317
Der Parasit– ein Wurm. Schädigt den Kaviar.

Argulus – 368518371

Ursache- ein großer Kleinkrebs.

Symptome: Erschöpfung des Fisches, an der Bissstelle des Kleinkrebses entsteht ein rosa Fleck, von einer Rolle umgeben.

Nicht-ansteckende Krankheiten der Fische – 185748571
Verletzungen – 368498751

Bei Fischen verheilen Wunden schnell und gut, aber die Gefahr besteht, dass krankheitserregende Mikroorganismen durch die Wundoberfläche eindringen.

Entzündungen des Magen-Darm-Traktes – 315019715

Ursachen: Fütterung mit schlechtem Futter;
Überfütterung mit Trockenfutter, Fütterung mit ungewaschenem und faulem Schlammröhrenwurm oder Larven.
Symptome: Rötung der Analöffnung, Entstehung von schleimigem, blutigem, fadenartigem Kot, unfreiwilliger Aufstieg der Fische an die Wasserobefläche.

Krankheiten, die durch schlechte Haltungsbedingungen hervorgerufen werden – 318318711

Krankheiten als Folge der Senkung der Wassertemperatur – 368361218

Symptome: Mattigkeit und Appetitlosigkeit, ein für das Auge deutliches Schaukeln.

Krankheiten als Folge der Erhöhung der Wassertemperatur – 318371481
Symptome: der Fisch wirft sich herum, versucht aus dem Wasser zu springen.

Erkältung – 158317489
Ursache: Verletzung der Temperaturregelmäßigkeiten bei der Halterung der Fische. Symptome: die Fische werden dunkel, erdig, wenig bewegend, schwellen an und die Kiemenblättchen werden dunkel. Das Wachstum verlangsamt sich, die Fortpflanzungsfähigkeit geht verloren.

Auswirkungen von Sauerstoffmangel (Asphyxie oder Erstikken) – 513854864
Symptome: die Fische halten sich ständig an der Wasseroberfläche auf und schnappen nach Luft. Die Kiemendeckel stehen ab und sind nicht in der Ausgangsposition, nachdem man die Fische in optimale Bedingungen gebracht hat. Die Körperfarbe wird blass.

Auswirkungen von Überhitzung – 548749751
Die Fische sind geschwächt, nicht in der Lage sich zu vermehren.

Toxikosen – 149548648
(Vergiftung mit verschiedenen Giften)
Vergiftung mit Stoffwechselprodukten – **519318715**
Vergiftung mit Medikamenten – **681318751**
Vergiftung mit – Zement, Spachtel (die die Aquarienscheiben zusammenhalten) – **513619819**
Vergiftung mit Metallen:

− Zink −**513854319**
− Kupfer − **618318371**
− Blei − **371519891**
− Eisen) − **498497514**
Vergiftung durch toxische Stoffe der Gummischläuche − **589531218**
Vergiftung durch Tannin − **318561218**
Vergiftung durch Chlorwasser −**513648718**
Vergiftung durch Schwefelwasserstoff − **513019648**
Vergiftung durch Ammoniak und Nitrat − **538018641**
Vergiftung durch Futter schlechter Qualität − **315718751**

Gasembolie − 315648317
Symptome: unruhiges Verhalten, Gleichgewichtsverlust, Krampfzittern der Flossen und des Körpers. Die Färbung wird heller oder dunkler. Die Atembewegungen der Kiemendeckel werden schwächer und hören ganz auf. Ein Schuppenzausen ist zu beobachten.

Temperaturschock − 158319731
Ursachen: starke Schwankungen der Wassertemperatur.
Symptome: die Fische machen ruckartige Bewegungen, legen sich auf den Boden oder erstarren an der Wasseroberfläche, springen manchmal aus dem Wasser.

Erhöhte Konzentration von Kohlendioxid − 318378718
Ursachen: dicht bepflanzte Aquarien bei Abwesenheit von Belüftung und zusätzlicher Beleuchtung.
Symptome: unruhiges Verhalten der Fische, starke Koordinationsstörungen, schnelle Atmung, schwimmen auf der Seite oder mit dem Bauch nach oben.

Störung des pH-Wertes des Wassers – 318371314
Saure Reaktion des Wassers – 418482471
Alkalische Reaktion des Wassers – 318618371
Für die meisten Aquarienfische ist Wasser mit pH 6,0–8,0 am besten.

Wirbelsäulenverkrümmung – 315318741
Ursache: Paarung von engverwandten Lebendgebärenden (Inzucht), Fütterung mit Trockenfutter, Mangel an Mineralsalzen und Traumata im Larvenstadium.
Symptome: Wirbelsäulenverkrümmung, insbesondere im hinteren Teil des Körpers.

Fettleibigkeit – 351318751
Ursachen: Verletzung der Haltungsbedingungen der Fische im Aquarium – begrenzter Raum für die Bewegung, reiche Fülle an Futter.

J. Hinweise zur Steuerung:

Bei der Steuerung der Information im Bezug auf Haustiere muss man bestimmte Regeln beachten. Die Steuerung selbst muss sich verbreiten auf die Ewigkeit und zurück kehren aus der Ewigkeit durch die Lichtebene. Das heißt, das zurück kehrende Licht muss kontrollierbar sein.
Bei der Arbeit mit Haustieren muss man immer auf die Lichtsignale achten, die von ihnen ausgehen. Es ist notwendig, dass die Entwicklung der Haustiere im angemessenen Verhältnis zu den Anstrengungen ist, die Sie aufwenden für die Ausrichtung auf die

Entwicklung des ewigen Lebens.

Man muss versuchen, die Lichtimpulse, die die Information an die Haustiere weitergeben, in bestimmte Abschnitte zu teilen und kontorollieren, dass der Lichtabschnitt, der vom Tier angenommen wurde, eine entgegengesetzte Reaktion hat. Beispiel: der vom Tier ausgehende Lichtabschnitt war genau so lang wie der angenommene, oder die Sphäre der Information, die in Form von Wissen übergeben wurde für ihre ewige Entwicklung, damit sie vom Tier realisiert wird. Diese Sphäre muss sich zurück vom Tier ebenso in irgendeine Richtung ausbreiten und von ähnlicher Größe sein wie die Lichtsphäre, die vom Tier aufgenommen wurde. Das Gesetz der umgekehrten Handlung erreicht alle Quellen der Handlungen. Im Wesentlichen formt der Handlungserzeuger gleichzeitig die umgekehrte Folge dieser Handlung.

Die Kontrolle der geometrischen Formen ermöglicht es schneller und qualitativer die Strukturen des ewigen Lebens zu lehren, zu erkennen und dadurch die Möglichkeit des ewigen Lebens zu repräsentieren. Der Schöpfer, der den unendlichen Raum und Zeit realisiert hat, hat auch vorgesehen, dass jede Erfahrung eine universelle Wirkung hat. Deshalb, immer wenn Sie beobachten wie die Haustiere die Ewigkeit annehmen, müssen Sie diese Erfahrung im unifunktionellen Sinn nutzen.

Wenn Sie sehen, wie sich die Haustiere entwickeln, und zwar in Ihrer Anwesenheit oder bei Ihrer regelmäßigen Steuerung, können Sie diese Erfahrung sich aneignen und auf die Realisation Ihres ewigen Lebens anwenden im physischen Körper und allen anderen Lebewesen.

Bei der Konzentration auf Zahlen im Bezug auf Vögel muss man den Teil des Raums vor ihnen betrachten. Wenn man z.B. den Flug der Vögel beobachtet und den Luftabschnitt, der sich 2 cm vom Vogel entfernt befindet, muss man mit Gedankenkraft versuchen, diesen Abschnitt zum Leuchten zu bringen, ihm eine größere Helligkeit verleihen. In diesem hellen Bereich kann man die Zahlenreihe platzieren.

Wenn Sie gedanklich solche Handlungen durchführen, achten Sie darauf, dass anschließend der Vogel das ewige Leben mehr in sich aufsaugt, und das Licht wird in alle Richtungen übertragen, in erster Linie zu Ihnen, und Sie können die Sättigung der Ewigkeit in Ihrem Organismus fühlen.

Diese Technologie – ist ein wichtiger Faktor für die Verjüngung der gesamten Umgebung, d.h. die Fixierung der Information der ewigen Jugend für die ganze Welt. Hier gibt es eine bestimmte Richtung der Situationsanalytik, wie die allgemeine Jugend, wenn alle Lebewesen ein bestimmtes Level erreichen, diesen Zustand unendlich lange regulieren können und dabei nicht altern, sich selbst einen bestimmten zeitlichen Status aussuchen.

Nach einiger Zeit, wenn das perspektivische Bewusstsein die Ebene der ständigen Realisation der Struktur des ewigen Lebens erreicht hat, wird der Begriff des Alterns einfach eine Zielkonstruktion sein, die ausgesucht wird von einer Person, die die Zustände des physischen Körpers betrachten will.

In der Regel werden die meisten Personen den Zustand des Alterns nicht aussuchen und sich dabei in einem bestimmten Alter befinden. Der Begriff des Alterns wird zu einer spekulativen Schlussfolgerung, so wie z.B. jetzt viele Denkweisen in der Welt.

Bei dieser Idee von z.B. der physischen Zerstörung des Körpers geht das Ende des Lebens nur auf die Informationsebene über. Mit der Zeit werden diese Ebenen keine Bedeutung mehr haben und werden in der Information gelöscht, und hier entsteht der Status des ewigen Lebens, der objektiv ist. Hier kommt der Mensch zu sich selbst als ewig, in diesem Status der Entwicklung und Information. In der Tat ist es, diese Ebene des kollektiven Bewusstseins zu erreichen, oft gar nicht zeitaufwendig für die Zivilisation. Es müssen sich einfach nur alle damit beschäftigen, da der kollegial konzentrierte Gedanke oft alles sehr schnell realisiert. In der Entwicklung der Zivilisation kann man z.B. beobachten, dass immer, wenn eine interessante Idee in der Technologie der Entwicklung aufgetaucht ist, in der Technik, eine sehr schnelle Entwicklung in der Zivilisation vorhanden war. Hier greift derselbe evolutionäre Mechanismus. Sobald eine höhere Zahl an Menschen interessierter an der Entwicklung sein werden, genau genommen an der ewigen Entwicklung in einem physischen Körper, dann wird die sprungartige Bewegung im kollektiven Bewusstsein und im öffentlichen Verständnis der technologischen Prozesse, die unterschiedlichen technischen Mittel der Realisation dieser Richtungen des ewigen Lebens eingeschlossen, die dem Menschen helfen werden, es für alle schneller umzusetzen; werden diese Prozesse nicht einfach nur sprungartig sein, sondern auch unvergleichlich mit noch höheren Tempi sein, als bisher in der Zivilisation beobachtet. Deshalb kann der Prozess der Erreichung des ewigen Lebens von allen nicht lang sein, wie man es annehmen könnte auf dem derzeitigen Niveau vom Beginn der 2000er Jahre. In manchen Fällen kann er Jahrzehnte einnehmen, und nicht irgendwelche langen Perioden.

Deshalb, wenn Sie mit Haustieren und Vögeln arbeiten, versuchen Sie dieses Wissen zu sozialisieren, mehr zu realisieren, mehr Rücksysteme der Kontakte zu haben. Sie können sehen, dass Haustiere und Vögel Ihnen mit Dankbarkeit antworten und sich entsprechend entwickeln in der Richtung des ewigen Lebens. Damit gibt es noch eine Richtung der Fakten, noch eine Richtung der Technologie Ihres Denkens über die Realisation des ewigen Lebens für sich und alle anderen.

Bei der Betrachtung der Struktur der Auferstehung, kann man bei der Arbeit mit Zahlenreihen für die Wiederherstellung des Organismus der Haustiere und Vögel, das Element des vorauferstandenen Bereichs betrachten, das heißt die Information über die Unterbrechung des Lebens des Tieres einfügen, dann verschwindet die Notwendigkeit der Auferstehung.

Wenn die Rede von der Auferstehung des Tieres ist, das den Abgang hatte, dann muss man auf zwei Segmenten arbeiten, ins Minus der Zeit, d.h. in die Struktur des bisherigen Lebens, und auch ins Plus der Zeit - in die Struktur des zukünftigen Lebens, und beide Segmente vereinen in der Struktur des Lebens des Tieres oder Hausvogels. Diese Technologie ist natürlich verbreitet auf alle Tiere und Vögel, und überhaupt auf alle Strukturen des Lebens, und in diesem Fall die Geradebiegung der Information bis zur Ebene der Abwesenheit der Unterbrechung der Ereignisse des Lebewesens ermöglicht es, die Struktur des ewigen Lebens zu realisieren, die die Periode des allgemeinen Auferstehens einnehmen wird.

Für das Nichtsterben entwickeln sich die Technologien in dem Fall auf eine schnelle Art im Bezug auf die Haustiere und Vögel. Es ist wichtig, dass die angewendeten Zahlenreihen, wenn die Aufgabe des Nichtsterbens der Haustiere und Vögel gestellt wird, durch das Bewusstsein geteilt werden in Bereiche aus den ersten drei Zahlen und die nächsten Zahlenreihen. Man muss versuchen die ersten drei Zahlen im Kopf mit hellerem Licht zu bestrahlen. D.h. die Anfangshandlungen müssen eine größere Leuchtintensität des Lichts der Gedankenarbeit haben.

Und wenn Sie anfangen, diesen Mechanismus zu entwickeln im Bezug auf alle lebenden Organismen, im Bezug auf den Menschen, im Bezug auf sich selbst, dann sehen Sie, dass das Element des Nichtsterbens und allgemein gesprochen die Information des Nichtsterbens, vereint sind, und der Mensch befindet sich einfach in ihr. Das ist das grundlegende System der Organisation des Menschen im Bezug auf Informationen. Die Information des Nichtsterbens verbreitet sich auf eine Art, dass der Mensch sich bei jeder Kombination der Handlungen im Inneren dieser Information befindet, und es ist wünschenswert diese Information auf der Ebene des Bewusstseins wahrzunehmen als eine der Methoden des ewigen Lebens des Menschen. Dann verbreitet sich das Licht Ihres Nichtsterbens auf alle Objekte der Realität, und die Welt wird unzerstörbar. Und das Nichtsterben realisiert sich als Sonderfall, d.h. ewiges Leben aller Lebewesen, Sie eingeschlossen.

www.ingramcontent.com/pod-product-compliance
Lightning Source LLC
Chambersburg PA
CBHW070300230426
43664CB00014B/2587